D. Müller

Checklisten OP-Pflege OTA

In der Reihe Checklisten sind bis jetzt folgende weitere Titel erschienen:

Checklisten Altenpflege
3.A. 2015
ISBN 978-3-437-25089-7

Checklisten Anatomie und Physiologie
3.A. 2022
ISBN 978-3-437-28563-9

Checklisten Intensivpflege
Bagaric, Kany
1.A. 2025
ISBN 978-3-437-25034-7

Checklisten Krankheiten im Alter
Gurk
4.A. 2022
ISBN 978-3-437-28703-9

Checklisten Krankheitslehre
5.A. 2024
ISBN 978-3-437-28285-0

Checklisten Pflegeplanung
6.A. 2024
ISBN 978-3-437-27476-3

Checklisten psychische Erkrankungen
Wolf, Spitzer
2.A. 2024
ISBN 978-3-437-25049-1

Checklisten Rettungsdienst
Notfall- und Gefahrensituationen
Löwe, Jahn
2.A. 2022
ISBN 978-3-437-47002-8

Checklisten Rettungsdienst
Anatomie und Physiologie
1.A. 2025
ISBN 978-3-437-48247-2

Dennis Müller

Checklisten OP-Pflege OTA

1. Auflage

ELSEVIER

Elsevier GmbH, Bernhard-Wicki-Str. 5, 80636 München, Deutschland
Wir freuen uns über Ihr Feedback und Ihre Anregungen an kundendienst@elsevier.com
ISBN 978-3-437-25272-3
eISBN 978-3-437-06505-7

Bücher und Zeitschriften, die von Elsevier veröffentlicht werden, entsprechen den geltenden Produktsicherheitsanforderungen. Für etwaige Bedenken oder Fragen zur Produktsicherheit wenden Sie sich bitte an unseren autorisierten Vertreter, Elsevier B.V., productsafety@elsevier.com.

Elsevier nimmt eine neutrale Position in Bezug auf territoriale Meinungsverschiedenheiten oder Zuständigkeitsansprüche in seinen veröffentlichten Inhalten ein, einschließlich Landkarten und institutionellen Zugehörigkeiten.

1. Auflage 2026

Wichtiger Hinweis: Die medizinischen Wissenschaften unterliegen einem sehr schnellen Wissenszuwachs. Der stetige Wandel von Methoden, Wirkstoffen und Erkenntnissen ist allen an diesem Werk Beteiligten bewusst. Sowohl der Verlag als auch die Autorinnen und Autoren und alle, die an der Entstehung dieses Werkes beteiligt waren, haben große Sorgfalt darauf verwandt, dass die Angaben zu Methoden, Anweisungen, Produkten, Anwendungen oder Konzepten dem aktuellen Wissensstand zum Zeitpunkt der Fertigstellung des Werkes entsprechen.
Der Verlag kann jedoch keine Gewähr für Angaben zu Dosierung und Applikationsformen übernehmen. Es sollte stets eine unabhängige und sorgfältige Überprüfung von Diagnosen und Arzneimitteldosierungen sowie möglicher Kontraindikationen erfolgen. Jede Dosierung oder Applikation liegt in der Verantwortung der Anwenderin oder des Anwenders. Die Elsevier GmbH, die Autorinnen und Autoren und alle, die an der Entstehung des Werkes mitgewirkt haben, können keinerlei Haftung in Bezug auf jegliche Verletzung und/oder Schäden an Personen oder Eigentum, im Rahmen von Produkthaftung, Fahrlässigkeit oder anderweitig übernehmen.

Für die Vollständigkeit und Auswahl der aufgeführten Medikamente übernimmt der Verlag keine Gewähr.
Geschützte Warennamen (Warenzeichen) werden in der Regel besonders kenntlich gemacht (®). Aus dem Fehlen eines solchen Hinweises kann jedoch nicht automatisch geschlossen werden, dass es sich um einen freien Warennamen handelt.

Bibliografische Information der Deutschen Nationalbibliothek
Die Deutsche Nationalbibliothek verzeichnet diese Publikation in der Deutschen Nationalbibliografie; detaillierte bibliografische Daten sind im Internet über https://www.dnb.de abrufbar.

26 27 28 29 30 5 4 3 2 1

In ihren Veröffentlichungen verfolgt die Elsevier GmbH das Ziel, genderneutrale Formulierungen für Personengruppen zu verwenden. Um jedoch den Textfluss nicht zu stören sowie die gestalterische Freiheit nicht einzuschränken, wurden bisweilen Kompromisse eingegangen. Selbstverständlich sind **immer alle Geschlechter** gemeint.

Planung: Martina Lauster
Projektmanagement: Dagmar Wiederhold
Redaktion: Ute Villwock, Heidelberg
Satz: Thomson Digital, Noida/Indien
Druck und Bindung: Drukarnia Dimograf Sp. z o. o., Bielsko-Biała/Polen
Umschlaggestaltung: SpieszDesign, Neu-Ulm
Titelbilder: @Colourbox.de

Aktuelle Informationen finden Sie im Internet unter **www.elsevier.de**

Warum Checklisten OP-Pflege OTA?

Mitarbeitende im Operationsdienst sehen sich tagtäglich mit unterschiedlichen komplexen Operationsverfahren konfrontiert. Die vorliegenden *Checklisten OP-Pflege OTA* geben in übersichtlicher und leicht verständlicher Form einen schnellen Überblick über die häufigsten Operationsverfahren und fassen damit ein breites Spektrum an Eingriffen aus unterschiedlichen Fachgebieten der Chirurgie in einem Buch zusammen. Die Auswahl basiert unter anderem auf den vom Statistischen Bundesamt im Jahre 2023 erhobenen 20 häufigsten Operationen in deutschen Krankenhäusern sowie den gängigsten Eingriffen der chirurgischen Fachgebiete.

Das Buch richtet sich vornehmlich an Operationstechnische Assistenten und Assistentinnen sowie OP-Pflegefachkräfte. Entsprechend liegt der Fokus bei der Darstellung einzelner Eingriffsformen auf Informationen, die für die Durchführung einer kompetenten und dem Patienten gerecht werdenden pflegerischen Versorgung im OP relevant sind. Die Checklisten sind somit in erster Linie ein praktischer Ratgeber, der eine schnelle Hilfe im klinischen Alltag bietet und so ein gezieltes pflegerisches Handeln unter Einbeziehung des aktuellen theoretischen Hintergrundwissens ermöglicht.

Zum Aufbau

Die alphabetische Reihenfolge, der komprimierte Aufbau mit jeweils ein bis drei Seiten pro Operationsverfahren und die konsequent einheitliche Gliederung des Textes erlauben dem Suchenden innerhalb kürzester Zeit, d. h. auch in der Hektik des klinischen Alltags, einen schnellen Zugriff auf fundierte, aktuelle und leitliniengestützte Informationen über das gesuchte OP-Verfahren.

Zur besseren Orientierung folgt die Gliederung der OP-Verfahren einem festen Muster. In kurzer, knapper Form werden, unter Verzicht auf komplizierte theoretische Erklärungen, die wichtigsten Aspekte und Zusammenhänge unter folgenden Gesichtspunkten beschrieben:

- Definition
- Indikation
- Symptome
- Diagnostik
- Interventionelle Alternativtherapien
- Operation
- Besondere Informationen/Komplikationen/Hinweise zur Anästhesie

Bei den *Symptomen* stehen je nach Krankheitsbild die klassischen Leitsymptome bzw. die spezifische Früh- und Spätsymptomatik im Vordergrund. Darüber hinaus finden an dieser Stelle klinische Zeichen möglicher akuter Komplikationen Erwähnung sowie ggf. gängige Klassifikationskonzepte.

Der Punkt *Operation* ist der zentrale Aspekt der Checklisten. Hier sind in übersichtlicher Art und Weise die Tätigkeiten und Assistenzen von OTA und OP-Pflege gekennzeichnet: Vorbereitung, Patientenpositionierung, spezielle Instrumente und Materialien, Schnittführung, Wundverschluss und Nachbereitung.

Unter *Besondere Informationen/Komplikationen/Hinweise zur Anästhesie* finden sich weitere nützliche Hinweise und Wissenswertes zu den beschriebenen Eingriffen wie erwartbare Komplikationen, Nice-to-knows, How-Tos sowie Interessantes zur Anästhesie.

Die Checklisten können und sollen keine fundierten und detaillierten Fachbücher ersetzen. Sie dienen, wie eingangs erwähnt, der Vermittlung von Basiswissen sowie dem schnellen Nachschlagen und ermöglichen, gerade auch durch die praktische Spiralbindung, die die aktuelle Seite problemlos aufgeschlagen lässt, eine direkte Nutzung im pflegerischen Alltag. Darüber hinaus machen sie vielleicht Lust auf eine vertiefte Auseinandersetzung mit einzelnen Eingriffen und somit auf weiterführende Literatur.

MERKE

In den Kästen finden Sie wichtige Informationen, die besonders für den Bereich der Operationstechnischen Assistenz zu beachten sind.

Angaben zum Autor

Dennis Müller ist gelernter OTA und war in der Herzchirurgie, Gynäkologie und Urologie des Klinikums Oldenburg tätig. Er hat einen Master of Arts in Gesundheitsbildung und Gesundheitspädagogik mit dem Schwerpunkt auf angewandte Gesundheitsbildung und Gesundheitsförderung sowie curriculare Entwicklung. Seit April 2022 arbeitet Dennis Müller an der ATA-OTA-Schule des Bildungszentrums für Gesundheitsberufe der Asklepios Kliniken Hamburg GmbH.

Fehler gefunden?

An unsere Inhalte haben wir sehr hohe Ansprüche. Trotz aller Sorgfalt kann es jedoch passieren, dass sich ein Fehler einschleicht oder fachlich-inhaltliche Aktualisierungen notwendig geworden sind.

Sobald ein relevanter Fehler entdeckt wird, stellen wir eine Korrektur zur Verfügung. Mit diesem QR-Code gelingt der schnelle Zugriff.

https://else4.de/9783437252723

Wir sind dankbar für jeden Hinweis, der uns hilft, dieses Werk zu verbessern. Bitte richten Sie Ihre Anregungen, Lob und Kritik an folgende E-Mail-Adresse: kundendienst@elsevier.com

Abkürzungen

°	Grad
3D	dreidimensional
AKE	Aortenklappenersatz
BEO	brusterhaltende Operation
BWS	Brustwirbelsäule
bzw.	beziehungsweise
C	Celsius
ca.	circa
CABG	Coronary Artery Bypassgraft
CH	Charrière
CIN	cervikale intraepitheliale Neoplasie
cm	Zentimeter
CO_2	Kohlenstoffdioxid/Kohlendioxid
COPD	Chronic Obstructive Lung Disease = chronisch obstruktive Lungenkrankheit
CT	Computertomografie
CVI	chronische venöse Insuffizienz
DCP	Dynamic Compression Plate
DHS	dynamische Hüftschraube
ECMO	extracorporale Membranoxygenation
evtl.	eventuell
GCS	Glasgow Coma Score
ggf.	gegebenenfalls
HLM	Herz-Lungen-Maschine
HNO	Hals-Nasen-Ohren-Heilkunde
HWS	Halswirbelsäule
ICS	Intercostalraum
i. d. R.	in der Regel
IKS	infarktbedingter kardiogener Schock
IUD	intrauterine Device

J	Jahre
Kg	Kilogramm
KHK	koronare Herzkrankheit
L	Liter
LA	Lokalanästhesie
LCP	Locking Compression Plate
LC DCP	Limited Contact Dynamic Compression Plate
LV	linksventrikulär
LWS	Lendenwirbelsäule
m	Meter
M.	Musculus
max.	maximal
MIC	minimalinvasive Chirurgie
MIDCAB	Minimally Invasive Direct Coronary Artery Bypass
Min.	Minute(n)
mind.	mindestens
MKE	Mitralklappenersatz
MKG	Mund-Kiefer-Gesichts-chirurgie
ml	Milliliter
mm	Millimeter
mmHg	Millimeter Quecksilbersäule
MRT	Magnetresonanztherapie
N	Nodes
N.	Nervus
NaCl	Natriumchlorid = Kochsalz
NE	Neutralelektrode
nm	Nanometer
Nn.	Nervi
NNH	Nasennebenhöhle(n)
o.	oder
O_2	Oxygenium = Sauerstoff
o. Ä.	oder Ähnliches

OP	Operation/Operationsbereich
OPCAB	Off Pump Coronary Artery Bypass
PAP	Papanicolaou
pAVK	periphere arterielle Verschlusskrankheit
PDD	photodynamische Diagnostik
PDS	Polydioxanon
PONV	postoperative Nausea and Vomiting
pPCI	primäre perkutane Koronarintervention
PSA	Prostata-spezifisches Antigen
PTCA	perkutane transluminale koronare Angioplastie
PTFE	Polytetrafluorethylen
PVC	Polyvinylchlorid
RKI	Robert Koch-Institut
S	Sekunden
sog.	sogenanntes
SSW	Schwangerschaftswoche
Std.	Stunden
s. o.	siehe oben
s. u.	siehe unten
T	Tumor
TAVI	Transcatheter Aortic-Valve Implantation
TEP	totale Endoprothese
TIVA	totale intravenöse Anästhesie
TUR	transurethrale Resektion
TVT	Tension-free Vaginal Tape
u. a.	unter anderem
u. Ä.	und Ähnliches
u. U.	unter Umständen
UV	ultraviolett
V.	Vena
z. B.	zum Beispiel

Inhaltsverzeichnis

Allgemein- und Viszeralchirurgie

Appendektomie, laparoskopisch

Entfernung des Appendix vermiformis über einen minimalinvasiven Zugang durch die Bauchdecke

Indikation

- Akute Appendizitis mit oder ohne Perforation des Appendix vermiformis

Symptome

- Schmerzen im Oberbauch mit Verlagerung in den rechten Unterbauch innerhalb weniger Stunden
- Dauerschmerz möglich
- Appetitlosigkeit
- Erbrechen und Übelkeit
- Tachykardie
- Hyperthermie bis Fieber

Diagnostik

- Blutuntersuchung
- Abdomensonografie
- Palpation des Abdomens

Interventionelle Alternativtherapien

- Offenchirurgische Appendektomie

Operation

Vorbereitung
- Hautdesinfektion des Abdomens von Mamillenunterrand bis Symphyse
- Wärmematte unter dem Patientenkörper zur Vermeidung einer Hypothermie
- Schulterstützen am OP-Tisch!
- Ggf. NE auf Oberschenkel

Patientenpositionierung
- Rückenposition mit einem Arm abduziert und einem adduziert
- Intraoperatives Kippen kopftief (Trendelenburg) und linksseitig

Spezielle Instrumente und Materialien
- MIC-Videoturm mit u. a. CO_2-Insufflator
- Trokare (5 mm, 10 mm, 12 mm)
- Ggf. Veres-Kanüle
- Klassische Optik mit sterilem Kamerabezug oder Endoeye
- MIC-Instrumente, wie Fasszangen, Schere und bipolare Zange
- Endoskopisches Saug-Spülsystem
- Endoskopischer Linearcutter oder Röder-Schlinge
- Bergebeutel
- Flache Silikondrainage + Beutel (ohne Sog), z. B. Easyflow
- Passendes Histologiegefäß mit Formalin

Schnittführung
- Supra- oder subumbilikale Hautinzision zur Anlage des Pneumoperitoneums
- Weitere Hautinzision nach Pneumoperitoneum rechts- und linksseitig des Unterbauchs für Arbeits- (5 mm) und Bergungstrokar (12 mm)
- Bei offener Appendektomie: Unterbauch-Wechselschnitt nach McBurney

Wundverschluss

- Zählkontrolle
- Faszien- und Hautnaht
- Steriler Hautverband

Nachbereitung

- Zählkontrolle aller Verbandstoffe, Instrumente und Nadeln im Vieraugenprinzip

Besondere Informationen/ Komplikationen/ Hinweise zur Anästhesie

- Die akute Appendizitis kann mit einer Perforation, Abszessbildungen, z. B. Abszess im Douglas-Raum, sowie einer Peritonitis einhergehen. Dann sind mehrfache großzügige Abdominalspülungen intraoperativ erforderlich!
- Postoperative Komplikationen:
  - Bauchdecken- und Douglas-Abszess
  - Appendixstumpfinsuffizienz
  - Ileus
- **Ältere Menschen:** Aufgrund eines eher schleichenden Verlaufs liegt hier häufig bereits eine Perforation vor
- **Kleinkinder:** Diagnosestellung eher schwierig, da Bauchbeschwerden bei kindlichen Infektionskrankheiten häufig sind
- **Schwangere:** Aufgrund des vergrößerten Uterus Lageveränderung mit veränderter Schmerzlokalisation möglich
- CO_2 als Füllgas des Peritoneums hat sich im klinischen Alltag bewährt, auch wenn das im Blut gelöste CO_2 pulmonal aus dem Körper abgebaut werden muss. Helium und Argon werden zwar nicht resorbiert, führen aber häufiger zu (Mikro-)Embolien und sind teurer
- Die Gasinsufflation in das Abdomen führt zur Drucksteigerung. Dieser kann Auswirkungen auf die Funktion intra- und extraperitonealer Organe haben
- Trendelenburg-Position mit Pneumoperitoneum führt zu einem erhöhten venösen Rückfluss. Folgen sind Anstieg des zentralvenösen Drucks und Herzzeitvolumens. Die Verlagerung des Zwerchfells nach kranial führt zum erhöhten Beatmungswiderstand

Cholezystektomie, laparoskopisch

Entfernung der Gallenblase (Vesica fella oder biliaris) über einen minimalinvasiven Zugang durch die Bauchdecke

Indikation

- Cholezystholithiasis (Gallensteinleiden)
- Choledocholithiasis (Gallengangssteinleiden)
- Cholezystitis

Symptome

Gallen(gangs)steinleiden, bei ca. ¼ der Erkrankten

- Oberbauchbeschwerden mit Blähungen und Nahrungsmittelunverträglichkeiten
- Gallenkoliken im rechten und mittleren Oberbauch durch im Gallengangsystem steckende Steine, begleitet von Übelkeit, Erbrechen bis zum akuten Abdomen
- Cholestase mit Zeichen eines Ikterus
- Auffälligkeiten in Stuhl (hell) und Urin (dunkel)

Akute Cholezystitis

- Schmerzen im rechten Oberbauch, in die rechte Schulter ausstrahlend
- Übelkeit und Erbrechen
- Hyperthermie bis Fieber

Chronische Cholezystitis

- Unspezifische Oberbauchbeschwerden, wie Völlegefühl, Übelkeit und Erbrechen

Diagnostik

- Bluntuntersuchung
- Abdomensonografie
- Palpation des Abdomens

Interventionelle Alternativtherapien

- Offen chirurgische Cholezystektomie ohne (bei Perforation) oder mit (bei Verletzung des Choledochus) Choledochusrevision
- Endoskopische retrograde Cholangiopankreatikografie [ERCP] bei Choledocholithiasis
- Extrakorporale Stoßwellenlithotripsie [ESWL] bei Cholezystolithiasis/Choledocholithiasis

Operation

Vorbereitung

- Hautdesinfektion des Abdomens von Mamillenunterrand bis Symphyse
- Wärmematte unter dem Patientenkörper, Umwickeln der Unterschenkel zur Vermeidung einer Hypothermie
- NE auf Oberschenkel

Patientenpositionierung

- Flache Steinschnittposition mit einem Arm abduziert und einem adduziert
- Intraoperatives Kippen fußtief (Anti-Trendelenburg) und linksseitig

Spezielle Instrumente und Materialien

- MIC-Videoturm mit u. a. CO_2-Insufflator
- Trokare (5 mm, 10 mm, 12 mm)
- Ggf. Veres-Kanüle
- Klassische Optik mit sterilem Kamerabezug oder Endoeye
- MIC-Instrumente, wie Fasszangen, Schere und bipolare Zange
- Endoskopisches Saug-Spülsystem
- Endoskopische Gefäßklippzange mit resorbierbaren und Titan-Clips
- Bergebeutel
- Flache Silikondrainage + Beutel (ohne Sog), z. B. Easyflow
- Passendes Histologiegefäß mit Formalin

Schnittführung

- Supra- oder subumbilikale Hautinzision zur Anlage des Pneumoperitoneums
- Weitere Hautinzisionen nach Pneumoperitoneum im rechten Mittelbauch und linksepigastrisch
- Bei offener Cholezystektomie: Rippenbogenrandschnitt rechts

Wundverschluss

- Zählkontrolle
- Faszien- und Hautnaht
- Steriler Hautverband

Nachbereitung

- Zählkontrolle aller Verbandstoffe, Instrumente und Nadeln im Vieraugenprinzip

Besondere Informationen/ Komplikationen/ Hinweise zur Anästhesie

- Perioperative Komplikationen:
  - Verletzung oder Durchtrennung des Hauptgallengangs und/oder der Blutgefäße
  - Innere und äußere Fistelgangbildung (Gallenfistel)
  - Gallengangstriktur
  - Unbeabsichtigtes Eröffnen der Gallenblase mit Entleerung in die Bauchhöhle (Folge: Abszess- oder Fistelbildung)
- CO_2 als Füllgas des Peritoneums hat sich im klinischen Alltag bewährt, auch wenn das im Blut gelöste CO_2 pulmonal aus dem Körper abgebaut werden muss. Edelgase, wie Helium und Argon, werden zwar nicht resorbiert, führen aber häufiger zu (Mikro-)Embolien und sind teurer
- Die Gasinsufflation in das Abdomen führt zur Drucksteigerung. Dies kann Auswirkungen auf die Funktion intra- und extraperitonealer Organe haben

Dickdarm(segment-)resektion

Chirurgische Entfernung eines oder mehrerer Dickdarmabschnitte

Indikation

- Komplikative Divertikulitis, zu 80–90 % im Colon sigmoideum, mit z. B.:
  - Gedeckter oder freier Perforation
  - Ileus (Darmverschluss)
  - Darmblutungen
  - Fisteln, Stenosen oder Abszessen
- Colitis ulcerosa bei vergeblicher konservativer Therapie und/oder Komplikationen
- Kolorektale Karzinome

Symptome

Divertikulitis

- Krampfartige stechende Schmerzen mit Besserung nach der Stuhlentleerung
- Diarrhö und Obstipation im Wechsel
- Unterbauchschmerzen, linksseitig bei Sigmadivertikulitis
- Blähungen, Übelkeit, Erbrechen und erhöhte Temperatur

Colitis ulcerosa

- Flüssige, blutige, schleimige Diarrhö mehrmals am Tag
- Leichte bis krampfartige Bauchschmerzen
- Fieber, Gewichtsverlust und Blutarmut bei schweren Fällen

Kolorektale Karzinome

- Blut- und Schleimabgang
- Diarrhö und Obstipation im Wechsel
- Abgeschlagenheit
- Ungewollter Gewichtsverlust
- Blutarmut
- Mechanischer Ileus

Diagnostik

Divertikulitis

- Blutuntersuchung auf Entzündungsparameter
- CT Abdomen
- Sonografie
- Koloskopie und CT mit Kolonkontrasteinlauf nur im entzündungsfreien Intervall

Colitis ulcerosa

- Stuhluntersuchung
- Blutuntersuchung auf Entzündungsparameter
- Abdominale und transrektale Sonografie
- Koloskopie mit Biopsien

Kolorektale Karzinome

- Digital-rektale Untersuchung
- Proktoskopie
- Rektoskopie
- Koloskopie
- Endosonografie (anorektal) und Becken-MRT zur lokalen Tumoreindringtiefe und zum regionalen Lymphknotenbefall
- Abdomensonografie
- Abdomen-CT zum Ausschluss von Lebermetastasen
- Röntgen-Thorax zum Ausschluss von Lungenmetastasen

- Blutuntersuchung: Tumormarkerbestimmung (CEA)

Interventionelle Alternativtherapien

- Laparoskopisch assistierte Dickdarm(segment)resektionen

Operation

Varianten nach Lokalisation des Befundes

- **Ileozökalresektion:** Entfernung des Ileozökalpols bestehend aus distalem Ileum und Zökum
- **Hemikolektomie rechts:** Entfernung des Colon ascendens
- **Erweiterte Hemikolektomie rechts:** Entfernung des Colon ascendens, der rechten Flexur, des rechten Colon transversum und des rechtseitigen Omentum majus
- **Transversektomie:** Entfernung des Colon transversum sowie beider Kolonflexuren und ggf. des Omentum majus
- **Erweiterte Transversektomie:** Entfernung wie bei Transversektomie plus Colon descendens und jedoch nur linksseitiges Omentum majus
- **Hemikolektomie links:** Entfernung des Colon descendens und der linken Flexus sowie ggf. Anteile des Omentum majus
- **Sigmaresektion:** Entfernung des Colon sigmoideum
- **Tiefe anteriore Rektumresektion:** Entfernung des Rektums sowie partielle bis totale Entfernung des Mesorektums von abdominal
- **Abdomino-perineale Rektumextirpation:** Entfernung des Rektums und des Canalis analis sowie partielle bis totale Entfernung des Mesorektums von abdominal und perineal
- **Proktokolektomie:** Entfernung des gesamten Dickdarms samt Omentum majus und ggf. mit Canalis analis

Vorbereitung

- Hautdesinfektion des Abdomens von Mamillenunterrand bis Symphyse
- Wärmematte unter dem Patientenkörper zur Vermeidung einer Hypothermie
- NE auf Oberschenkel

Patientenpositionierung

- Rückenposition mit einem Arm abduziert und einem adduziert (bei Eingriffen bis einschließlich Hemikolektomie links)
- Flache Steinschnittposition mit einem Arm abduziert und einem adduziert (bei Eingriffen ab Sigmaresektion)
- Je nach Lokalisation erfolgt eine intraoperative Kippung des OP-Tisches:
  - Ileozökalresektion bis erweiterte Hemikolektomie rechts: Kippung nach links
  - (Erweiterte) Transversektomie: fusstief (Anti-Trendelenburgposition)
  - Hemikolektomie und Sigmaresektion: Kippung nach rechts
  - Sigma-, Rektumresektion und -extirpation: kopftief (Trendelenburgposition), hier Schulterstützen anbringen!

Spezielle Instrumente und Materialien

- Dauerkatheter, Bauchtücher
- Harte und weiche Darmklemmen
- Nähte für Darmanastomosen oder lineare Klammernahtgeräte mit ausreichend Magazinen
- Zirkulärcutterstapler bei Sigma- und Rektumresektion

- Bauchdeckenrahmen oder -sperrer
- Abdominale Instrumente in Länge passend zu Ernährungszustand und Körpermaßen
- Flache Silikondrainage + Beutel (ohne Sog), z. B. Easyflow
- Passendes Histologiegefäß mit Formalin
- Rektoskop bzw. gefärbte Lösung in Blasenspritze (Anastomosendichtigkeitsprüfung)

Schnittführung

- Mediane Längslaparotomie
- Alternativ: Mittelbauchquerlaparotomie
- Zusätzlich zirkuläre Inzision um den Anus bei Rektumextirpation
- Bei laparoskopischem Vorgehen: supra- oder subumbilikaler Schnitt und Unter- und Mittelbauchinzisionen für Trokare plus späterer Pararektalschnitt für das Resektat

Wundverschluss

- Zählkontrolle
- Schichtweiser Verschluss (Peritoneum und Faszie)
- Hautverschluss
- Steriler Hautverband

Nachbereitung

- Zählkontrolle aller Verbandstoffe, Instrumente und Nadeln im Vieraugenprinzip

Besondere Informationen/ Komplikationen/ Hinweise zur Anästhesie

- Routinemäßige präoperative Darmspülungen sind nach Metaanalysen hinsichtlich Anastomoseninsuffizienzen und Wundinfektionen als **wirkungslos** zu betrachten
- Perioperative Antibiotikagabe 30–60 Min. vor Hautschnitt reduziert chirurgische Infektion durch intraoperatives Eröffnen des Gastrointestinaltraktes
- Bei karzinombedingten Darmresektionen sollten die befallenen Darmabschnitte immer in No-Touch-Isolation-Technik entfernt werden, um eine Verschleppung von Tumorzellen zu vermeiden
- Die Entfernung von angrenzenden Lymphknoten ist bei allen tumorbedingten Darmresektionen obligat
- Die chirurgische Therapie des Kolonkarzinoms beinhaltet immer die komplette mesokolische Exzision
- Bei (ungewollter) Eröffnung des Darms müssen involvierte Materialien und Instrumente getauscht werden können, um eine Kontamination des Bauchraums mit Stuhl und/oder Tumorzellen zu vermeiden. Bauchraumspülungen nur bei Stuhlkontamination!
- Weitere perioperative Komplikationen:
  - Abdominale Blutungen
  - Erhebliche Blutverluste bei der Präparation des Rektums möglich
  - Anastomoseninsuffizienz
  - Verletzung gesunder Darmanteile, anderer abdominaler Organe oder Gefäße
- Bei Resektionen kann die Anlage eines temporären endständigen Kolostomas zur Erholung der verbleibenden Darmanteile indiziert sein (Hartmann-OP)
- Bei Trendelenburg-Position kann es zu intraoperativen Gasaustauschstörungen kommen und Luftembolien können auftreten. Eine Hypovolämie kann positionsbedingt maskiert werden
- Aufgrund von z. B. Mangelernährung, Erbrechen und Durchfällen kann es präoperativ zu Störungen des Elektrolyt- sowie Säure-Base-Haushalts und Volumendefiziten kommen, was einen Anstieg des arteriellen Blutdrucks sowie des Schlag- und Herzzeitvolumens haben kann

Dünndarm(segment-)resektion

Chirurgische Entfernung eines oder mehrerer Dünndarmabschnitte

Indikation

- Komplikativer Morbus Crohn mit z. B.:
  - Darmstenosen mit Ileussymptomatik
  - Strikturen
  - Perforationen
  - Karzinomentwicklung
- Dünndarmkarzinom
- Dünndarmileus (paralytisch oder mechanisch)

Symptome

- Bauchschmerzen, Hyperthermie, Durchfall, Gewichtsabnahme, Mangelerscheinungen, Unwohlsein, Blähungen, Laktoseunverträglichkeit

Bei Dünndarmkarzinom zusätzlich

- Ileus
- Blutiger Stuhl

Diagnostik

- Abdomensonografie
- Stuhluntersuchung
- MRT
- Blutuntersuchung
- Ileokoloskopie mit Biopsie und/oder Kapselendoskopie

Interventionelle Alternativtherapien

- Laparoskopisch assistierte Dünndarm(segment-)resektion

Operation

Vorbereitung

- Hautdesinfektion des Abdomens von Mamillenunterrand bis Symphyse
- Wärmematte unter dem Patientenkörper zur Vermeidung einer Hypothermie
- NE auf Oberschenkel

Patientenpositionierung

- Rückenposition mit einem Arm abduziert und einem adduziert

Spezielle Instrumente und Materialien

- Harte und weiche Darmklemmen
- Nähte für Darmanastomosen
- Bauchdeckenrahmen oder -sperrer
- Bauchtücher
- Abdominale Instrumente in Länge passend zu Ernährungszustand und Körpermaßen
- Flache Silikondrainage + Beutel (ohne Sog), z. B. Easyflow
- Passendes Histologiegefäß mit Formalin

Schnittführung

- Mediane Unterbauchlaparotomie
- Alternativ: Unterbauchquerlaparotomie
- Bei laparoskopischem Vorgehen: supra- oder subumbilikaler Schnitt und Unterbauchinzisionen für Trokare plus späterer Pararektalschnitt für das Resektat

Wundverschluss
- Zählkontrolle
- Schichtweiser Verschluss (Peritoneum und Faszie)
- Hautverschluss
- Steriler Hautverband

Nachbereitung
- Zählkontrolle aller Verbandstoffe, Instrumente und Nadeln im Vieraugenprinzip

Besondere Informationen/ Komplikationen/ Hinweise zur Anästhesie

- Bei karzinombedingten Darmresektionen sollten die befallenen Darmabschnitte immer in No-Touch-Isolation-Technik entfernt werden, um eine Verschleppung von Tumorzellen zu vermeiden
- Routinemäßige präoperative Darmspülungen sind nach Metaanalysen hinsichtlich Anastomoseninsuffizienzen und Wundinfektionen als **wirkungslos** zu betrachten
- Perioperative Antibiotikagabe 30–60 Min. vor Hautschnitt reduziert chirurgische Infektion durch intraoperatives Eröffnen des Gastrointestinaltraktes
- Perioperative Komplikationen:
  - Abdominale Blutungen
  - Anastomoseninsuffizienz
  - Verletzung gesunder Darmanteile, anderer abdominaler Organe oder Gefäße
- Bei Resektionen aufgrund von Entzündungssituationen kann die Anlage eines temporären Dünndarmstomas zur Erholung der Darmanteile indiziert sein
- Aufgrund von z. B. Mangelernährung, Erbrechen und Durchfällen kann es präoperativ zu Störungen des Elektrolyt- sowie Säure-Base-Haushalts und Volumendefiziten kommen, was einen Anstieg des arteriellen Blutdrucks sowie des Schlag- und Herzzeitvolumens haben kann

Fundoplicatio + Hiatusplastik, laparoskopisch

Chirurgische Beseitigung einer vergrößerten Diaphragmaöffnung durch Vergrößerung des ösophagealen Umfangs mit Hilfe der kranialen Kuppel des Magens (Fundoplicatio) und Verkleinerung der Diaphragmaöffnung (Hiatoplastik)

Indikation

- Nicht (mehr) medikamentös beherrschbare Refluxösophagitis auf Basis einer komplizierten gastroösophagealen Refluxkrankheit [GERD]
- Unverträglichkeit gegenüber langjähriger medikamentöser Therapie
- Symptomatische paraösophageale Hiatushernie

Symptome

- Saures Aufstoßen nach dem Essen
- Sodbrennen
- Gewichtsverlust
- Schluckbeschwerden (Dysphagie)

Diagnostik

Gastroösophageale Refluxkrankheit

- Anamnese
- Klinische Untersuchungen

Refluxösophagitis

- Ösophagogastroduodenoskopie
- Röntgen-Kontrastmitteldarstellung
- Ösophagusmanometrie
- 24-h-pH-Metrie

Interventionelle Alternativtherapien

- Magnetische Sphinkteraugmentation

Operation

Vorbereitung

- Hautdesinfektion des Abdomens von Mamillenunterrand bis Symphyse
- Wärmematte unter dem Patientenkörper zur Vermeidung einer Hypothermie
- NE auf Oberschenkel

Patientenpositionierung

- Modifizierte Steinschnittposition mit einem Arm abduziert und einem adduziert
  - Flacher Steinschnitt (Beine)
  - Insgesamt leicht sitzende Position mit erhöhtem Oberkörper

Spezielle Instrumente und Materialien

- MIC-Videoturm mit u. a. CO_2-Insufflator
- Trokare (5 mm, 10 mm, 12 mm)
- Ggf. Veres-Kanüle

- Klassische Optik oder Endoeye
- Steriler Kamerabezug
- MIC-Instrumente, wie Fasszangen, Schere und bipolare Zange
- MIC-Babcock-Zangen
- Endoskopisches Saug-Spülsystem
- MIC-Leberretraktor
- Flache Silikondrainage + Beutel (ohne Sog), z. B. Easyflow

Schnittführung
- Supra- oder infraumbilikale Hautinzision zur Anlage des Pneumoperitoneums
- Weitere Hautinzisionen nach Anlage des Pneumoperitoneums abhängig vom Befund

Wundverschluss
- Zählkontrolle
- Schichtweiser Verschluss (Peritoneum und Faszie)
- Hautverschluss
- Steriler Hautverband

Nachbereitung
- Zählkontrolle aller Verbandstoffe, Instrumente und Nadeln im Vieraugenprinzip

Besondere Informationen/ Komplikationen/ Hinweise zur Anästhesie

- Perioperative Komplikationen:
  - Abdominale Blutungen
  - Nahtinsuffizienzen
  - Verletzung von Magen, Speiseröhre, anderer abdominaler Organe oder Gefäße
  - Pneumothorax
  - N. vagus-Schädigung
- Aufgrund der Insufflation von CO_2 mit hoher Flussrate und erhöhtem Druck ist anästhesiologisch immer mit einem Spannungspneumothorax zu rechnen. Die Indikation zu einer invasiven Blutdruckmessung sollte daher großzügig gestellt werden

Hämorrhoidektomie nach Milligan-Morgan

Entfernung vergrößerter Bereiche des arteriovenösen Schwellkörpers im Canalis analis

Indikation

- Hämorrhoiden III° und IV°, II° bei Versagen konservativer Therapie

Symptome

- Blutungen, Schmerzen, analer Juckreiz, Nässen, Druckgefühl, Prolaps
- Stadieneinteilung nach Goligher:
  - I°: proktoskopisch sichtbar vergrößerter Plexus haemorrhoidalis superior
  - II°: Prolaps bei der Defäkation – retrahiert spontan
  - III°: Prolaps bei der Defäkation – manuell reponibel
  - IV°: Prolaps permanent fixiert – irreponibel

Diagnostik

- Anamnese, prokto-digitale Untersuchung, ggf. Proktoskopie

Interventionelle Alternativtherapien

- Gummibandligaturen
- Hämorrhoidektomie nach Ferguson/nach Parks
- Hämorrhoidopexie nach Longo

Operation

Vorbereitung

- Ggf. Desinfektion des Analbereichs mit farblosem Schleimhautdesinfektionsmittel
- Wärmematte unter dem Patientenkörper zur Vermeidung einer Hypothermie
- Ggf. NE auf Oberschenkel

Patientenpositionierung

- Hohe Steinschnittposition mit beiden Armen abduziert

Spezielle Instrumente und Materialien

- Analspreizer, ggf. Proktoskop
- **Hämorrhoidopexie:** spezielles zirkuläres Klammernahtgerät
- Elektrokauterisations- oder Ultraschall-Schneide-Versiegelungsinstrument
- Passendes Histologiegefäß mit Formalin

Schnittführung

- Inzision und Präparation eines jeden Hämorrhoidalknotens im Uhrzeigersinn

Wundverschluss

- **Ferguson:** Verschluss der Inzisionsareale
- Steriler Kompressenverband

Nachbereitung

- Zählkontrolle aller Verbandstoffe und Instrumente im Vieraugenprinzip

Besondere Informationen/ Komplikationen/ Hinweise zur Anästhesie

- Perioperative Komplikationen: Nachblutung, Harnverhalt, postoperative Stenosen/ Strikturen, partielle Stuhlinkontinenz

(Hemi-)Hepatektomie oder Leber(teil-)resektion

Chirurgische Entfernung von Anteilen (Lappen oder Organhälfte, Hemihepatektomie) bis hin zur gesamten Leber (Hepatektomie). Letzteres geschieht immer in Kombination mit einer Lebertransplantation

Indikation

- Leberadenome (Hemihepatektomie)
- Lebermetastasen (Hemi- bis Hepatektomie + Transplantation)
- Per Packing nicht beherrschbare Leberruptur (Hemihepatektomie)
- Kurativ behandelbares hepatozelluläres Karzinom mit oder ohne Leberzirrhose (Hemi- bis Hepatektomie + Transplantation)

Symptome

- Leberruptur: rechtsseitige Oberbauchschmerzen mit Ausstrahlung bis in die Schulter sowie Thoraxschmerzen
- Leberadenome: symptomlos bis Oberbauchbeschwerden durch Druck der Leber auf umgebende Organe
- Leberkarzinome/-metastasen: Oberbauchschmerzen, Gewichtsverlust und Inappetenz
- Bei Vorliegen einer Leberzirrhose treten zusätzlich auf:
  - Müdigkeit
  - Druck im Oberbauch
  - Ikterus
  - Leberhautzeichen, wie: Lacklippen, Lackzunge, Teleangiektasien, periumbilikale subkutane Venenerweiterungen, Palmar-/Plantarerythem, Weißnägel, Uhrglasnägel, Dupuytren-Kontraktur, Gynäkomastie, Brust-/Bauchglatze, Libido-/Potenzstörungen
  - Leber teilweise höckerig
- Erhöhte/veränderte Leberwerte

Diagnostik

- Anamnese
- Palpation
- Lebersonografie
- Leberelastografie
- CT und ggf. MRT
- Leberbiopsie

Interventionelle Alternativtherapien

- Laparoskopisches Vorgehen

Bei Leberruptur

- Leberpacking

Bei Leberkarzinom

- Transarterielle Chemoembolisation
- Radiofrequenzablation
- Bridging-Therapieverfahren (Lokalablation, Resektion oder transarterielle Verfahren)

Operation

Vorbereitung

- Hautdesinfektion des Abdomens von Mamillenunterrand bis Symphyse

- Wärmematte unter dem Patientenkörper und auf die Extremitäten zur Vermeidung einer Hypothermie
- NE auf Oberschenkel

Patientenpositionierung
- Rückenposition mit dem ipsilateralen Arm abduziert und dem kontralateralen Arm adduziert

Spezielle Instrumente und Materialien
- Bauchsperrer
- Argonbeamer oder Ultraschallskalpell (für Teilresektionen)
- Gefäßklemmen, z. B. nach Satinsky
- Gefäßnadelhalter und -pinzette
- Ausreichend Gefäßzügel und -nähte (nicht resorbierbar, monofil, ggf. doppelt armiert)
- Hämostyptika, wie Fibrinkleber oder Schwämme
- Flache Silikondrainage + Beutel (ohne Sog), z. B. Easyflow
- Passende Histologiegefäße mit Formalin

Schnittführung
- Leicht L-förmiger Oberbauchquerschnitt nach rechts ausgerichtet
- Selten Rippenbogenrandschnitt

Wundverschluss
- Zählkontrolle
- Schichtweiser Verschluss des Abdomens
- Hautverschluss
- Steriler Hautverband

Nachbereitung
- Zählkontrolle aller Verbandstoffe, Instrumente und Nadeln im Vieraugenprinzip

Besondere Informationen/ Komplikationen/ Hinweise zur Anästhesie

- Perioperative Komplikationen:
  - Blutungsgefahr (z. B. aus Lebervenen, Pfortader)
  - Einbluten in die Gallengänge durch eine Gallengangsfistel
  - Gallenleck
  - Pankreatitis (Störung des Abflusses der Verdauungssäfte)
  - Lebernekrose
  - Verschlussikterus
  - Akutes Leberversagen nach ausgedehnten Leberresektionen
  - Abstoßungsreaktion bei Lebertransplantation
- Nach Resektion eines Leberkarzinoms ohne Leberzirrhose sollte eine regelmäßige Nachsorge über 5 Jahre erfolgen, da hier häufig ein Rezidiv auftritt
- Bei Leberkarzinomknoten in Leberzirrhose mit funktioneller Resektabilität sollte eine Leberresektion erfolgen
- Bei zukünftigen Lebertransplantations-Patienten sollte eine Leberresektion minimalinvasiv durchgeführt werden
- Bei Lebertransplantation wird die Immunsuppression bereits intraoperativ vor Reperfusion des Transplantats mit Methylprednisolon (500–1.000 mg i. v.) eingeleitet

Hernioplastik, konventionell oder laparoskopisch

Chirurgische Reposition und Reparation eines Vorfalls innerer Organstrukturen durch eine Lücke in der Bauchwand. Eine solche Hernie besteht i. d. R. aus drei Teilen: Bruchpforte (Lücke in der Bauchwand), Bruchsack (Peritoneum) und Bruchinhalt (im Peritoneum befindliche Organstruktur, z. B. Darmanteile). Hernien können auftreten je nach Lokalisation als Leistenhernie, Schenkelhernie, Narbenhernie, Nabelhernie, Skrotalhernie oder epigastrische Hernie

Indikation

- Symptomatische Hernien
- Inkarzerierte Hernie (Bruchsack und Inhalt sind in der Bruchpforte eingeklemmt)

Symptome

- Meist schmerzhafte, asymmetrische und häufig harte bzw. prall elastische Schwellung im Gebiet der Hernie
- Intestinale Passagestörung, bei Darmbeteiligung blutige Stühle möglich
- Irreponibilität mit venöser Stauung des Hodens (bei Kindern)
- Mechanisch und/oder kosmetisch störende Vorwölbung
- Schmerzen beim Husten, Pressen oder Positionsveränderung (epigastrische Hernie)

Diagnostik

- Anamnese
- Klinische Untersuchung
- Sonografie

Interventionelle Alternativtherapien

- Hernioplastik in reiner Nahttechnik, bei kleinen und einfachen Hernien:
  - … nach Shouldice oder Bassini (Leistenhernie)
  - … nach Lotheissen-McVay (Schenkelhernie)
- Hernioplastik mit Netzeinlagen bei Narbenhernien, Rezidivhernien, großen Hernien und/oder beidseitigen Hernien:
  - … nach Lichtenstein (konventionell) (Leistenhernie)
  - Extraperitoneale endoskopische Hernioplastik [EEHP] (laparoskopisch)
  - Transabdominale Patchplastik [TAPP] (laparoskopisch)

Operation

Vorbereitung

- Hautdesinfektion des betroffenen Areals:
  - Leiste und Schenkel: von Bauchnabel, über dic Leiste(n), bis oberhalb der Knie
  - Nabel- und Narbenhernie: Abdomen von Mamillenunterrand bis Leisten
  - Skrotalhernie: Oberschenkel, Leiste und Skrotum
- Wärmematte unter dem Patientenkörper zur Vermeidung einer Hypothermie
- NE auf kontralaterale Oberschenkel

Patientenpositionierung

- Rückenposition mit dem ipsilateralen Arm aus- und dem kontralateralen Arm angelegt
- **Skrotalhernie:** flache Steinschnittposition, Armpositionen identisch
- Leichte Trendelenburgposition bei TAPP

Spezielle Instrumente und Materialien

- Gummizügel für Samenstrang und Femoralisgefäße
- Lokalanästhetikum z. B. Bupivacain 0,25 %
- Hernioplastiknaht, polyfil
- Passendes Histologiegefäß mit Formalin für Bruchsack und/oder Bruchinhalt
- **Bei Netzeinlage:**
  - Nicht- oder teilresorbierbares Netz, z. B. 14 × 8 cm
  - Haltefäden zur Netzfixation (nicht bei EEHP) oder
  - Fibrinkleber oder
  - Titanclips (nur bei EEHP oder TAPP)
- **Für laparoskopisches Vorgehen:**
  - MIC-Videoturm mit u. a. CO_2-Insufflator
  - Trokare (5 mm, 10 mm, 12 mm)
  - Spezieller Ballontrokar für EEHP
  - Ggf. Veres-Kanüle
  - Klassische Optik oder Endoeye
  - MIC-Instrumente, wie Fasszangen, Schere und bipolare Zange
  - Endoskopisches Saug-Spülsystem

Schnittführung

- Bei Shouldice, Bassini, Lichtenstein, Lotheissen-McVay:
  - Inguinalschnitt: 5–8 cm langer Hautschnitt oberhalb des Leistenbandes und parallel dazu sowie quer oder leicht schräg über der Leistenbeugefalte. Spaltung der Externusaponeurose im Faserverlauf, beginnend am Leistenring und Freipräparation der Aponeurose bis zum Leistenband
- Bei EEHP und TAPP:
  - Hautschnitte für Trokare infraumbilical sowie suprapubisch rechts und links (bei TAPP, lediglich einseitig bei EEHP)
- Bei Nabelhernie:
  - Hautschnitt infra- oder supraumbilical, nach Lage der Hernie
- Bei Narbenhernie, konventionell:
  - Hautschnitt über der Narbengegend

Wundverschluss

- Zählkontrolle
- Verschluss der Externusaponeurose mit fortlaufender Naht
- Schichtweiser Wundverschluss der Faszie und der Haut
- Steriler Hautverband

Nachbereitung

- Zählkontrolle aller Verbandstoffe, Instrumente und Nadeln im Vieraugenprinzip

Besondere Informationen/ Komplikationen/ Hinweise zur Anästhesie

- Perioperative Komplikationen: Wundinfektion, sekundärer Hodenhochstand (bei Kindern), Hydrozele, Verletzung des Ductus deferens, Hodenatrophie, Rezidivhernie, Verletzung der Harnblase, chronischer Leistenschmerz
- Männer leiden statistisch häufiger an einer Leistenhernie als Frauen (5:1), dafür ist es bei der Schenkelhernie umgekehrt (1:3)
- 30 % der symptomatischen Leistenhernien finden im 1. Lebensjahr statt
- Bei inkarzerierten Hernien kann ggf. eine Darmresektion erforderlich werden → zusätzliche Instrumente vorhalten, ➤ Dünndarmresektion oder ➤ Dickdarmresektion

- Die OP findet üblicherweise in Vollnarkose statt.
  - Säuglinge: in Intubationsnarkose (ITN) oder Larynxmaske, alternativ Spinal- oder Kaudalanästhesie. Zur Schmerztherapie empfiehlt sich: Kaudalanästhesie (Naropin 0,2 %) plus lokale Infiltration
  - Kleinkinder: in Larynxmaskennarkose. Zur Schmerztherapie empfiehlt sich:
    - Kaudalanästhesie (Naropin 0,2 % plus Clonidin) oder
    - Ilioinguinalisblock (Naropin 0,375 % oder Bupivacain 0,5 %)
  - Frühgeborene: Mono-Kaudalanästhesie. Zur Schmerztherapie empfiehlt sich: lokale Infiltration (Naropin 0,2 %). Alternative: Vollnarkose in ITN plus Kaudalanästhesie (Naropin 0,2 %)
- Bei Trendelenburg-Position kann es zu intraoperativen Gasaustauschstörungen kommen und Luftembolien können auftreten

Magen(teil-)resektion

Chirurgische Entfernung des gesamten Magens oder von Anteilen davon

Indikation

- Medikamentös und/oder interventionell nicht beherrschbarer Ulcus ventriculi: Magenteilresektion (⅔) mit Gastroduodenostomie (Billroth I)
- Magenkarzinom: Gastrektomie und Roux-Y-Ersatzmagen
- Konventionell nicht beherrschbare Adipositas Grad III, Grad II bei erheblichen Komorbiditäten: laparoskopische Magenteilresektion zur Schlauchmagenbildung

Symptome

Ulcus ventriculi
- Appetitlosigkeit, Ulkusperforation
- Schmerzen im Ober- und Mittelbauch unmittelbar nach der Nahrungsaufnahme

Magenkarzinom
- Völlegefühl, Appetitlosigkeit
- Unspezifische Oberbauchbeschwerden/diffuse Schmerzen
- Nahe Kardia: Dysphagie
- Nahe Pylorus: Stenosierung des Magenausgangs mit Übelkeit und Erbrechen
- Gewichtsabnahme, Leistungsabfall, Anämie durch Tumorblutungen, Teerstuhl

Adipositas
- Body Mass Index ≥ 40
- Body Mass Index ≥ 35 mit Adipositas-assoziierten Begleiterkrankungen

Diagnostik

Ulcus ventriculi
- Ösophagogastroduodenoskopie

Magenkarzinom
- Ösophagogastroduodenoskopie
- Röntgendarstellung mit Kontrastmittel
- Sonografie des Abdomens
- CT Abdomen und Thorax
- Staging-Laparoskopie zum Ausschluss von Metastasen

Adipositas
- EKG zur kardiopulmonalen Abklärung
- Thorax-Röntgen
- Spirometrie
- Kardiosonografie zur Abklärung einer Angina pectoris

Interventionelle Alternativtherapien

Ulcus ventriculi
- Magenteilresektion mit Gastrojejunostomie (Billroth II) mit BRAUN'scher Fußpunkt- oder Y-Roux-Anastomose

Magenkarzinom
- Gastrektomie mit Pouchanlage

Adipositas
- Laparoskopic assisted Gastric banding [LAGB]
- Proximaler Roux-Y-Magenbypass [pRYGB]

Operation

Vorbereitung
- Wärmematte unter und auf dem Patientenkörper zur Vermeidung einer Hypothermie
- NE auf Oberschenkel
- Hautdesinfektion des Abdomens von Mamillenunterrand bis Symphyse

Patientenpositionierung
- **Offen chirurgisch:** Rückenposition mit einem Arm abduziert und einem adduziert
- **Laparoskopisch:** modifizierte Steinschnittposition mit einem Arm abduziert und einem adduziert in leicht sitzender Position mit erhöhtem Oberkörper
- Bei Adipositaschirurgie: Schwerlasttisch!

Spezielle Instrumente und Materialien
- Dauerkatheter
- Harte und weiche Darmklemmen
- Nähte für Magen-Darmanastomosen oder Linear-Cutter-Stapler + Magazinen
- Bei Magenresektion: Zirkulärcutterstapler für ösophagogastrale Anastomose
- Bauchdeckenrahmen oder -sperrer
- Abdominale Instrumente in Länge passend zu Ernährungszustand und Körpermaßen
- Flache Silikondrainage + Beutel (ohne Sog), z. B. Easyflow
- Gefärbte Lösung + Blasenspritze + Absaugkatheter (Anastomosendichtigkeitsprüfung)
- Passende Histologiegefäße mit Formalin für Magenresektat und ggf. Lymphknoten

Schnittführung
- Offen chirurgisch: Oberbauchquerlaparotomie oder mediane Längslaparotomie
- Bei Laparoskopie: supra- oder subumbilicaler Schnitt und Oberbauchinzisionen für Trokare plus späterer Hilfsschnitt für das Resektat

Wundverschluss
- Zählkontrolle
- Schichtweiser Verschluss
- Steriler Hautverband

Nachbereitung
- Zählkontrolle aller Verbandstoffe, Instrumente und Nadeln im Vieraugenprinzip

Besondere Informationen/ Komplikationen/ Hinweise zur Anästhesie

- Perioperative Komplikationen:
  - Abdominale Blutungen, Anastomoseninsuffizienz
  - Verletzung abdominaler Organe oder Gefäße
  - Respiratorische Störungen
  - Pankreasfisteln nach Lymphknotendissektion
- Adipöse Patienten weder während des Transports noch während der Narkoseein- und -ausleitung flach positionieren
- Erhöhtes Aspirationsrisiko bei Adipositas

Milz(teil-)resektion, Splenektomie

Chirurgische Entfernung der Milz oder von Anteilen davon

Indikation

- Extreme Splenomegalie
- Milzruptur

Symptome

Splenomegalie (stark von der Grunderkrankung abhängig)
- Bei Infektionskrankheiten: allgemeine Abgeschlagenheit, Lymphknotenschwellungen und Fieber
- Bei bösartigen Erkrankungen: Gewichtsabnahme, Nachtschweiß sowie Fieber
- Bei Blutbildungsstörungen: Kraftlosigkeit, Müdigkeit und Blässe
- Bei möglichen Leberschädigungen: Ikterus, Ösophagusblutungen sowie Caput medusae (sichtbare Bauchvenen)
- Milzvergrößerung: Schmerzen im linken Oberbauch, durch Druck auf Nerven oder andere Organe

Milzruptur
- Starke Schmerzen im linken Oberbauch, ausstrahlend bis in die linke Schulter
- Stadien nach American Association for the Surgery of Trauma [AAST] -Klassifikation:
  - Grad 1: subkapsuläres Hämatom/Kapseleinriss, nicht blutend
  - Grad 2: subkapsuläres Hämatom/Kapseleinriss, aktiv blutend
  - Grad 3: subkapsuläres Hämatom/tiefer Parenchymeinriss
  - Grad 4: Einriss mit Beteiligung der segmentalen oder Hilus-Gefäße
  - Grad 5: Vollständig zerrissene Milz, Abriss im Hilus

Diagnostik

- Anamnese
- Palpation
- Abdomensonografie, CT

Interventionelle Alternativtherapien

- Bei Milzruptur: Leberpacking oder Milzteilresektion
- Laparoskopisches Vorgehen

Operation

Vorbereitung
- Hautdesinfektion des Abdomens von Mamillenunterrand bis Symphyse
- Wärmematte unter und auf dem Patientenkörper zur Vermeidung einer Hypothermie
- NE auf Oberschenkel

Patientenpositionierung
- **Offen chirurgisch:** Rückenposition mit ipsilateralem Arm abduziert und kontralateralem Arm adduziert

- **Laparoskopisch:** *Spiralposition:* flache Steinschnittposition mit ipsilateralem Arm über den Kopf aufgehangen, kontralateraler Arm abduziert

Spezielle Instrumente und Materialien

- Bauchsperrer
- Gefäßklemmen, -nadelhalter und -pinzette
- Argonbeamer oder Ultraschallskalpell (für Teilresektionen)
- Ausreichend Gefäßzügel und -nähte (nicht resorbierbar, doppelt armiert)
- Hämostyptika, wie Fibrinkleber oder Schwämme (vor allem bei Milzpacking)
- Bei laparoskopischem Vorgehen:
  - MIC-Videoturm mit CO_2-Insufflator
  - Trokare (5 mm, 10 mm, 12 mm)
  - Ggf. Veres-Kanüle
  - Klassische Optik oder Endoeye
  - MIC-Fasszangen, -Schere, -bipolare Zange, -Fächerretraktor und -Babcock-Klemme
  - Saug-Spülsystem, MIC-Stapler, Bergebeutel
- Flache Silikondrainage + Beutel (ohne Sog), z. B. Easyflow
- Passendes Histologiegefäß mit Formalin

Schnittführung

- Rippenbogenrandschnitt linksseitig oder Oberbauchlaparotomie je nach Größe der Milz (Splenomegalie) oder mediane Längslaparotomie (Milzruptur)
- Bei Laparoskopie: supra- oder subumbilicaler Schnitt und Oberbauchinzisionen für Trokare plus späterer Hilfsschnitt für das Resektat

Wundverschluss

- Zählkontrolle
- Schichtweiser Verschluss des Abdomens
- Hautverschluss
- Steriler Hautverband

Nachbereitung

- Zählkontrolle aller Verbandstoffe, Instrumente und Nadeln im Vieraugenprinzip

Besondere Informationen/ Komplikationen/ Hinweise zur Anästhesie

- Perioperative Komplikationen: Nachblutungen, Magenperforation, Pleuraerguss, Pankreasfisteln, Pneumonien, subphrenischer Abszess, Thrombose, Pseudoaneurysmen der Milzarterie, zweizeitige Ruptur
- Postsplenektomiesepsis (Overwhelming Post-Splenectomy Infection [OPSI]): Säuglinge und Kleinkinder haben ein ca. 10-mal höheres Infektionsrisiko als Erwachsene
- Laparoskopisches Vorgehen: Es ist jederzeit möglich, dass intraoperativ auf ein offenes Verfahren umgestiegen wird. Daher sollte ein zweiter Instrumententisch für die Laparotomie vorgehalten werden

Ösophagusresektion/Ösophagektomie

Chirurgische Entfernung von Anteilen bis hin zum gesamten Ösophagus (Speiseröhre) mit oder ohne Magenanteilen

Indikation

- Gutartige Ösophagustumore (Tumorenukleation bis Ösophagusresektion)
- Plattenepithelkarzinom des Ösophagus (Ösophagektomie)
- Adenokarzinom des Ösophagus (Ösophagusresektion oder Ösophagektomie)
- Kardiakarzinom des Magens (Magenteilresektion und Ösophagusresektion des unteren Drittels)
- Ösophagusachalasie (Ösophagusresektion)

Symptome

- Schluckbeschwerden (Dysphagie)
- Retrosternale Schmerzen
- Vermehrte Speichelbildung
- Gewichtsabnahme
- Lymphknotenschwellungen am Hals
- Heiserkeit, Husten, Aspiration
- Gewichtsverlust durch Malnutrition

Diagnostik

- Ösophagogastroduodenoskopie
- Endoskopischer Ultraschall [EUS] zur Darstellung der Ösophaguswandschichten und der benachbarten Lymphknoten auf Infiltration
- CT oder MRT

Interventionelle Alternativtherapien

- Ösophagusstenteinlage mit Radiochemotherapie
- Endoskopische Resektion [ER]: endoskopische Mukosaresektion [EMR] und endoskopische Submukosadissektion [ESD] (z. B. bei mukosalen Adenokarzinomen)
- Minimal invasive Ösophagektomie (laparoskopisch und thoraskopisch)

Operation

Vorbereitung

- Hautdesinfektion des rechten Thorax bis zum Sternum und des Abdomens von Mamillenunterrand bis Symphyse. Anstelle des Thorax auch linker Hals von Mastoid bis Schultern möglich
- Vakuummatratze unter dem Patientenkörper für die spezielle Schraubenposition
- Einwickeln der Extremitäten, sofern möglich, zur Vermeidung einer Hypothermie
- NE am Oberschenkel

Patientenpositionierung

- Spiral-/Schraubenposition: Rückenposition, mit dem rechten Arm über dem Kopf gewinkelt aufgehangen. Patientenkörper leicht nach links gedreht und die Beine im flachen Steinschnitt

Spezielle Instrumente und Materialien
- Rippenspreizer
- Bauchsperrer
- Linearcutterstapler plus ausreichend Magazine
- Curved-Cutter-Stapler
- Zirkulärstapler
- Leberretraktor
- Gummizügel
- Absaugkatheter, Blasenspritze + gefärbte Lösung (Anastomosendichtigkeitsprüfung)
- Flache Silikondrainage + Beutel (ohne Sog), z. B. Easyflow
- PVC-Thoraxdrainage mit Bülau-Flasche
- Passende Histologiegefäße mit Formalin

Schnittführung
- Querlaparotomie im Oberbauch
- Thorakotomie lateral mittig rechts im 5. Interkostalraum
- Ggf. anstelle der Thorakotomie zervikaler Hautschnitt linker Hals, entlang des M. sternocleidomastoideus oder partielle Sternotomie

Wundverschluss
- Zählkontrolle
- Interkostalnähte
- Schichtweiser Verschluss (Thorax und Bauchraum)
- Hautverschluss
- Steriler Hautverband

Nachbereitung
- Zählkontrolle aller Verbandstoffe, Instrumente und Nadeln im Vieraugenprinzip

Besondere Informationen/ Komplikationen/ Hinweise zur Anästhesie

- Perioperative Komplikationen:
  - Schädigung des N. laryngeus recurrens
  - Anastomosenstenosen oder -insuffizienzen
  - Verletzung von Gefäßen, Trachea, Lunge, Magen, Darm oder Leber
  - Pneumothorax
  - Chylothorax
  - Entleerungsstörung des Interponats
  - Pylorospasmus
- I. d. R. ist dies ein **Zweihöhleneingriff!** Besondere Sorgfalt zur Vermeidung von Tumorzellverschleppung ist einzuhalten. Kein paralleles Instrumentieren an beiden Höhlen!
- Ein-Lungen-Ventilation erleichtert das operative Vorgehen
- Anlage eines zentralen Venenkatheters unbedingt rechts bei einer linkszervikalen kollaren Anastomose!
- Schmerztherapie i. d. R. über Periduralanästhesie. Dies kann eine frühzeitige Extubation gewährleisten und die perioperative Morbidität senken

Pankreasresektion

Chirurgische Entfernung von Anteilen oder der gesamten Bauchspeicheldrüse (Pankreas). Man unterscheidet zwischen Pankreaskopf- und Pankreasschwanzresektion bis hin zur totalen Pankreasresektion

Indikation

- Chronische Pankreatitis
- Pankreaskarzinome

Symptome

- Immer wiederkehrender, starker, gürtelförmiger, beidseitig ausstrahlender Schmerz in den Rücken
- Nahrungsverzicht durch Schmerz
- Durchfall, Erbrechen, geblähtes Abdomen
- Spätsymptome: Ikterus, Diabetes
- Bei Pankreaskarzinomen zusätzlich: Metastasierung in Leber, Lunge und Peritoneum mit entsprechenden Symptomen

Diagnostik

- Anamnese
- Blutbild
- Abdomensonografie
- CT oder MRT
- Röntgen-Thorax

Interventionelle Alternativtherapien

- Bei chronischer Pankreatitis: Ductus pancreaticus-Stentanlage
- Selten: totale Pankreasresektion
- Laparoskopisches Vorgehen

Operation

Varianten nach Lokalisation des Befundes
- Pankreasschwanzresektion mit Pankreatojejunostomie nach Roux-Y (bei Pankreasschwanzkarzinom mit Splenektomie)
- Duodenum-erhaltende Pankreaskopfresektion
- Pylorus-erhaltende Duodenopankreatektomie (pp-Whipple-OP)
- Magenresezierende partielle Duodenopankreatektomie (klassische Whipple-OP)

Vorbereitung
- Hautdesinfektion des Abdomens von Mamillenunterrand bis Symphyse
- Wärmematte unter dem Patientenkörper und auf die Extremitäten zur Vermeidung einer Hypothermie
- NE auf Oberschenkel

Patientenpositionierung
- Rückenposition mit einem Arm abduziert und einem Arm adduziert

Spezielle Instrumente und Materialien
- Dauerkatheter
- Harte und weiche Darmklemmen
- Linear-Cutter-Stapler mit ausreichend Magazinen
- Bauchdeckenrahmen oder -sperrer

- Ulmer-Retraktor
- Abdominale Instrumente in Länge passend zu Ernährungszustand und Körpermaßen
- Ausreichend monofil resorbierbare Fäden für die Anastomosen von Pankreas, Dünndarm und Magen
- Flache Silikondrainage + Beutel (ohne Sog), z. B. Easyflow
- Passende Histologiegefäße mit Formalin für Organresektate und ggf. Lymphknoten
- Bei notwendiger karzinombedingter Splenektomie entsprechendes Instrumentarium (➤ Milz(teil-)resektion)

Schnittführung

- Oberbauchlaparotomie quer oder längs

Wundverschluss

- Zählkontrolle
- Schichtweiser Verschluss des Abdomens
- Hautverschluss
- Steriler Hautverband

Nachbereitung

- Zählkontrolle aller Verbandstoffe, Instrumente und Nadeln im Vieraugenprinzip

Besondere Informationen/ Komplikationen/ Hinweise zur Anästhesie

- Perioperative Komplikationen:
  - Erheblicher Blut- und Flüssigkeitsverlust
  - Pulmonale Gasaustauschstörungen
  - Hypothermie
  - Verletzungen von abdominellen Organen
  - Nachblutungen
  - Anastomoseninsuffizienzen
  - Pankreasfisteln
  - Intraabdominelle Abszesse
- Gerade bei Pankreaskopfkarzinomen kann sich intraoperativ eine Inoperabilität herausstellen und der Eingriff unverrichteter Dinge frühzeitig beendet werden
- Ausgedehnte Resektionen von Pankreasgewebe reduzieren die Anzahl der β-Zellen und vermindern damit die Insulinabgabe, weswegen ein engmaschiges Monitoring der Glukosewerte im Blut indiziert ist
- Bei einer totalen Pankreasresektion besteht eine Substitutionspflicht für Pankreasenzyme und Insulin

Transjugulärer intrahepatischer portosystemischer Stent-Shunt [TIPSS]

Platzierung eines Stents über die V. jugularis durch die Leber bis in die V. portae

Indikation

- Portale Hypertension
- Komplikationen der Leberzirrhose

Symptome

- Erhöhter Druck in der V. portae von > 10–12 mmHg
- Zusätzliche Gefäßverbindungen zwischen V. cava inferior und V. portae führen zu:
  - Varizen im Ösophagus, Magenfundus oder Bauchnabelbereich (Caput medusae)
  - Aszites in der Bauchhöhle

Diagnostik

- Anamnese
- Palpation
- Duplexsonografie der Leber
- Transjuguläre Lebervenenverschlussdruckmessung
- CT und ggf. MRT
- Ösophagostroduodenoskopie bei Varizenblutungen
- Angiografie

Interventionelle Alternativtherapien

- Implantation einer portokavalen Shuntprothese
- Implantation einer splenorenalen Shuntprothese
- Unterbindung der venösen Gefäßversorgung von Ösophagus und Magenfundus

Operation

Vorbereitung

- Hautdesinfektion der rechten Schulter, bis zur Mamille und Halsansatz
- Röntgenschutz unter dem Patientenkörper für Abdomen und Genitalbereich, ohne den Situs zu beeinträchtigen
- Wärmematte unter dem Patientenkörper zur Vermeidung einer Hypothermie
- NE auf Oberschenkel

Patientenpositionierung

- Rückenposition mit ipsilateralem Arm adduziert und kontralateralem Arm abduziert
- Kopf zur kontralateralen Seite gedreht

Spezielle Instrumente und Materialien

- Wundspreizer
- Gefäßschleuse mit Führungsdraht
- Gefäßkathetersystem für Stenteinlage

- Passender Gefäßstent
- Ggf. kleine Gefäßklemmen
- Gefäßnadelhalter und -pinzette
- Gefäßzügel und -naht (nicht resorbierbar, monofil)

Schnittführung

- 5–7 cm langer, fast vertikaler Hautschnitt unterhalb der rechten Klavikula

Wundverschluss

- Abschließende Röntgenkontrolle
- Zählkontrolle
- Subkutaner Wunderschluss mit fortlaufender Naht (3–0, polyfil, resorbierbar)
- Intrakutane Hautnaht

Nachbereitung

- Zählkontrolle aller Verbandstoffe, Instrumente und Nadeln im Vieraugenprinzip

Besondere Informationen/ Komplikationen/ Hinweise zur Anästhesie

- Perioperative Komplikationen:
  - Blutungsgefahr (z. B. aus Ösophagus- oder Fundusvarizen)
  - Ruptur der V. portae
- Der Eingriff geschieht unter intraoperativer Röntgenkontrolle
- Viele der durch die portale Hypertension entstehenden Komplikationen können gut behandelt werden. Problematisch sind akute Blutungen aus Ösophagus- und Fundusvarizen, aufgrund der Kombination mit der limitierten Leberfunktionsreserve

Gefäßchirurgie

Arteriovenöse [AV]-Fistel/Cimino-Shuntanlage

Offen chirurgische Herstellung einer direkten Verbindung von A. radialis und V. cephalica antebrachii per Seit-zu-End-Anastomose zur Lumenvergrößerung der letztgenannten für die Dialysepunktion

Indikation

- Terminale Niereninsuffizienz und damit einhergehender Dialysebedarf

Symptome

- Urämie (Vergiftung des Blutes mit harnpflichtigen Substanzen) mit:
  - Verschlechterung des Allgemeinzustandes, Leistungsminderung, Appetitlosigkeit
  - Herz-Kreislaufsystem: Hypertonie, Perikarditis
  - Lunge/Atemwege: Lungenödem, Azidoseatmung
  - Magen-Darmtrakt: Übelkeit, Erbrechen, urämische Gastroenteritis
  - Haut: Juckreiz, urämisches Hautkolorit, Foetor uraemicus (Uringeruch)
  - Zentrales Nervensystem: Kopfschmerzen, Wesensveränderungen, Krampfneigung, urämisches Koma, Sehstörungen, Polyneuropathie
  - Blut: renale Anämie, Blutungsneigung
- Renale Osteopathie

Diagnostik

- Anamnese
- Klinische Untersuchung
- Urinprobe
- Blutbild
- Sonografie der Niere

Interventionelle Alternativtherapien

- Prothesen-Shunt
- Zentralvenöser Dialysekatheter

Operation

Vorbereitung

- Zirkuläre Hautdesinfektion des betreffenden Arms (i. d. R. der nicht dominante Arm) von Schulter/Achsel bis Finger
- Wärmematte unter und auf dem Patientenkörper zur Vermeidung einer Hypothermie
- NE auf kontralateralem Oberschenkel oder Flanke

Patientenpositionierung

- Rückenposition mit beiden Armen abduziert, der ipsilaterale Arm jedoch auf einem breiten Armtisch

Spezielle Instrumente und Materialien

- Lokalanästhetikum (z. B. Bupivacain 0,25 %)
- Wundspreizer
- Gefäßklemmen, z. B. nach Satinsky
- POTTS'sche Schere, Gefäßpinzette

- Gefäßzügel, -ligaturen und -nähte (6/0–7/0, nicht resorbierbar, monofil, doppelt armiert)
- Stichskalpell (Nr. 11)
- Bei Prothesenshunt: PTFE- oder Polyurethan-Gefäßprothese in passender Länge und ausreichendem Lumen
- Heparin-Kochsalz-Lösung
- Spritze mit Knopfkanüle
- Sogdrainage, z. B. Redon
- Dopplersonografiegerät
- Steriler Bezug für die Dopplersonografiesonde
- Wattewickel

Schnittführung

- Hautinzision am distalen Unterarm nahe Handgelenk: Radiuskantenschnitt
  - Längsinzision der A. radialis

Wundverschluss

- Flush-Manöver kurz vor Gefäßverschlussnaht
- Endgültige Gefäßverschlussnaht
- Zählkontrolle
- Faszien- und Hautverschluss
- Steriler Hautverband, locker gewickelt

Nachbereitung

- Zählkontrolle aller Verbandstoffe, Instrumente und Nadeln im Vieraugenprinzip

Besondere Informationen/ Komplikationen/ Hinweise zur Anästhesie

- Perioperative Komplikationen:
  - Anastomoseninsuffizienz
  - Nachblutungen
  - Wundheilungsstörung
- Shuntkomplikationen:
  - Stenose
  - Thrombose
  - Aneurysma
  - Infektion
  - Shunt-induzierte Hand-Ischämie (Steal-Syndrom)
  - High-output Herzversagen
- Die Anlage eines Cimino-Shunts kann unproblematisch in Plexusanästhesie erfolgen
- Die Funktionalität des Shunts wird nach erfolgter Anlage immer direkt intraoperativ per steril bezogener Dopplersonografie geprüft

Carotisendarteriektomie [CEA]

Offenchirurgische Versorgung einer Stenose der A. carotis durch Ausschälen und Erweiterung mit Hilfe einer Patch-Plastik

Indikation

- 60–99%-ige extrakranielle Carotisstenose

Symptome

- Amaurosis fugax (plötzlich anhaltende, einseitige Sehstörung)
- Transitorische ischämische Attacke [TIA] (flüchtige Durchblutungsstörung des Gehirns)
- Apoplex (Schlaganfall):
  - Hemiparese (Halbseitenlähmung)
  - Sensibilitätsstörung
  - Aphasie (Sprachstörung)

Modifizierte Klassifikation extrakranieller Carotisstenosen:

- Stadium I: asymptomatische Stenosen
- Stadium II: reversible Ischämie (Amaurosis fugax, TIA 0)
- Stadium III: unmittelbar drohender oder akuter, progredienter Schlaganfall
- Stadium IV: in den vergangenen 6 Monaten durchgemachter Schlaganfall

Diagnostik

- Anamnese
- Farbcodierte Duplexsonografie der Carotiden
- Ergänzend bei erschwerten Bedingungen: CT- oder MR-Angiografie

Interventionelle Alternativtherapien

- Eversionsendarteriektomie [EEA]
- Endovaskuläres Carotisstenting (Carotid Artery Stenting [CAS])

Operation

Vorbereitung

- Hautdesinfektion der zu operierenden Halsseite von Jugulum bis Mastoid
- Wärmematte unter dem Patientenkörper und um die Extremitäten zur Vermeidung einer Hypothermie
- NE unter der ipsilateralen Schulter oder auf ipsilateraler/m Flanke/Oberschenkel

Patientenpositionierung

- Rückenposition oder Beach-Chair-Position mit kontralateralem Arm abduziert und ipsilateralem Arm adduziert
- Kopf rekliniert und zur kontralateralen Seite gedreht

Spezielle Instrumente und Materialien

- Wundspreizer
- Gefäßklemmen, z. B. nach Satinsky
- POTTS'sche Schere, Gefäßpinzette und Dissektor
- Gefäßzügel, -ligaturen und -nähte (5/0–6/0, nicht resorbierbar, monofil, doppelt armiert)
- Carotisshunt zur temporären Einlage in die A. carotis interna

- Autologer (eigene V. saphena magna), xenogener (Rinderperikard) oder alloplastischer (Dacron-)Patch
- Heparin-Kochsalz-Lösung
- Spritze mit Knopfkanüle
- Sogdrainage, z. B. Redon
- Ggf. passende Histologiegefäße mit Formalin für Gefäßresektat und/oder -plaques

Schnittführung

- Hautschnitt entlang des M. sternocleidomastoideus

Wundverschluss

- Flush-Manöver kurz vor Gefäßverschlussnaht
- Endgültige Gefäßverschlussnaht
- Zählkontrolle
- Faszien- und Hautverschluss
- Steriler Hautverband

Nachbereitung

- Zählkontrolle aller Verbandstoffe, Instrumente und Nadeln im Vieraugenprinzip

Besondere Informationen/ Komplikationen/ Hinweise zur Anästhesie

- Perioperative Komplikationen:
  - Anastomoseninsuffizienz
  - Verletzung der A. thyreoidea superior
  - Verletzung des N. hypoglossus, N. vagus oder N. laryngeus recurrens
  - Nachblutungen
  - Perioperativer Schlaganfall
- Engmaschiges Blutdruckmonitoring zur Vermeidung eines frühpostoperativen Hyperperfusionssyndroms [HPS] bzw. einer intrakraniellen Blutung
- Bei einer CEA erfolgt immer ein Neuromonitoring durch die Anästhesie, um frühzeitig festzustellen, ob eine ausreichende kollaterale Hirnperfusion vorliegt und ein intraluminaler Shunt intraoperativ notwendig ist
- Die CEA kann in Lokal-/Regionalanästhesie oder Allgemeinnarkose durchgeführt werden, wobei der Vorteil der Lokal-/Regionalanästhesie das Neuromonitoring beim wachen Patienten darstellt

Crossektomie + Varizenstripping

Chirurgische Ligatur der Venenkreuzung in der Leiste und Entfernung der insuffizienten Oberflächenvene (V. saphena magna oder parva) der unteren Extremität

Indikation

- Symptomatische Varikosis der unteren Extremität
  - Die betroffenen Venen sind dilatiert aufgrund von Degeneration der Gefäßwände und -klappen, dies führt zu einem insuffizienten Venenklappenschluss und damit zu einem Versacken des Blutes sowie Dilatieren des Gefäßes
- Kosmetisch-ästhetisches Störempfinden

Symptome

- Schwere- und Spannungsgefühl im betroffenen Bein, insbesondere nach langem Stehen oder Sitzen
- Nächtliche Wadenkrämpfe
- Schwellungsneigung der Beine

CEAP-Klassifikation der Varikosis

- C0: keine sichtbaren oder tastbaren Zeichen einer venösen Insuffizienz
- C1: Besenreiser und/oder retikuläre Varizen
- C2: Varikose
- C3: Ödem
- C4a: Pigmentierung, Ekzem
- C4b: Atrophie blanche, Dermatoliposklerose
- C5: abgeheiltes Ulcus cruris venosum
- C6: florides Ulcus cruris venosum

Diagnostik

- Anamnese
- Klinische Untersuchung
- Duplexsonografie
- Venenfunktionsmessung

Interventionelle Alternativtherapien

- Flüssigsklerosierung
- Mini-Phlebektomie
- Endovenöse thermische Ablation

Operation

Vorbereitung

- Hautdesinfektion der betreffenden Leiste von unterhalb des Bauchnabels bis Oberschenkel (Genitalbereich abdecken) und zirkuläre Desinfektion der betreffenden unteren Extremität bis zum Fuß
- Wärmematte unter dem Patientenkörper zur Vermeidung einer Hypothermie
- NE auf kontralateralem Oberschenkel oder Flanke

Patientenpositionierung
- Üblicherweise: Rückenposition mit kontralateralem Arm adduziert und ipsilateralem Arm abduziert
- Bei Varikosis am dorsalen Oberschenkel oder der Kniekehle: Bauchposition mit beiden Armen nach kranial gebeugt positioniert

Spezielle Instrumente und Materialien
- Wundspreizer
- Langenbeckhaken
- Gefäßklemmen, z. B. nach Satinsky
- Atraumatische Klemmchen z. B. nach Halstedt
- Gefäßzügel und -ligaturen
- Babcock-Sonde
- Heparin-Kochsalz-Lösung
- Spritze mit Knopfkanüle
- Sogdrainage, z. B. Redon
- Elastische Binden
- Evtl. Blutsperrenmanschette und Esmarsch-Binde
- Passende Histologiegefäße mit Formalin für Gefäßresektate

Schnittführung
- Hautschnitt parallel zur Leistenbeuge und
- Kleine Hautinzisionen über den Seitenästen der betroffenen V. saphena

Wundverschluss
- Zählkontrolle
- Faszien- und Hautverschluss in der Leiste
- Hautverschluss der kleinen Inzisionsstellen
- Steriler Hautverband

Nachbereitung
- Zählkontrolle aller Verbandstoffe, Instrumente und Nadeln im Vieraugenprinzip

Besondere Informationen/ Komplikationen/ Hinweise zur Anästhesie

- Perioperative Komplikationen:
  - Nachblutungen
  - Nahtinsuffizienz
  - Hämatombildung in der Leiste
  - Wundheilungsstörung
  - Verletzung von Lymphgefäßen oder Arterien
  - Lymphfisteln, -zysten, -ödem
  - Tiefe Beinvenenthrombose oder Lungenembolie
- Das Durchziehen der Babcocksonde stellt einen sehr schmerzhaften Reiz dar

Major-Amputation

Chirurgische Entfernung, meist der unteren Extremität, entweder anteilig oder im Ganzen, aufgrund von Ischämie

Indikation

- Kritische Extremitäten-Ischämie mit:
  - Nicht rekonstruierbarer arterieller Verschlusskrankheit
  - Zerstörung der gewichtstragenden Anteile des Fußes
  - Funktionsunfähiger Extremität, z. B. bei Paralyse nach Apoplex
  - Schweren Begleiterkrankungen oder stark eingeschränkter Lebenserwartung
  - Notwendigkeit zahlreicher chirurgischer Prozeduren, um die Funktion des Beines zu erhalten, und Nichtvorliegen ausreichender Therapieadhärenz der Patienten sowie schlechter Allgemeinzustand

Symptome

- pAVK Stadium IV: trophische Störungen: Ulkus, Gangrän, Nekrosen der unteren Extremität (➤ Revaskularisation peripherer Gefäße)
- Gefühllosigkeit, Pulslosigkeit, Hypothermie der betroffenen Extremität(-enanteile)

Diagnostik

- Anamnese
- Klinische Untersuchung
- Ankle-Brachial-Index (Knöchel-Arm-Index)
- Farbcodierte Duplexsonografie
- CT- oder MR-Angiografie
- Digitale Subtraktionsangiografie (DSA)

Interventionelle Alternativtherapien

- Keine

Operation

Verfahrensvarianten ja nach Ausprägung der Ischämie

- **Unterschenkelamputation:** Entfernung der unteren Extremität unterhalb des Kniegelenks, im mittleren Unterschenkeldrittel
- **Kniegelenksexartikulation:** Entfernung der unteren Extremität am Kniegelenk mit Patella
- **Oberschenkelamputation:** Entfernung der unteren Extremität unterhalb des Hüftgelenks, im mittleren Oberschenkeldrittel
- **Hüftgelenksexartikulation:** Entfernung der gesamten unteren Extremität aus dem Hüftgelenk

Vorbereitung

- Zirkuläre Hautdesinfektion der betreffenden unteren Extremität vom Fuß entweder bis oberhalb des Knies oder bis zur Leiste/subumbilical

- Wärmematte unter dem Patientenkörper zur Vermeidung einer Hypothermie
- NE auf kontralateralem Oberschenkel oder Flanke

Patientenpositionierung

- Rückenposition mit kontralateralem Arm adduziert und ipsilateralem Arm abduziert

Spezielle Instrumente und Materialien

- Wundspreizer
- Gefäßklemmen, z. B. nach Satinsky
- Knochensäge für Femur oder Tibia/Fibula
- Amputationsmesser
- Gefäßzügel und -nähte (nicht resorbierbar, monofil, doppelt armiert)
- Heparin-Kochsalz-Lösung
- Spritze mit Knopfkanüle
- Kräftige Muskelnähte (2/0–1er Polyfil, resorbierbar)
- Sogdrainage, z. B. Redon
- Spezieller Amputatbehälter je nach Größe des Amputats

Schnittführung

- Zirkulärer Hautschnitt je nach gewählter Amputationsform. Der Schnitt erfolgt so, dass sich ein Hautmuskellappen ergibt, welcher sich von dorsal nach ventral um die Wunde legt. Dadurch befindet sich die Wundverschlussnaht nicht auf dem Stumpf sondern darüber
- Bei Hüftgelenksexartikulation erfolgt der Schnitt über dem Hüftgelenk

Wundverschluss

- Muskelnaht
- Zählkontrolle
- Faszien- und Hautverschluss
- Steriler Hautverband

Nachbereitung

- Zählkontrolle aller Verbandstoffe, Instrumente und Nadeln im Vieraugenprinzip

Besondere Informationen/ Komplikationen/ Hinweise zur Anästhesie

- Perioperative Komplikationen:
  - Wundheilungsstörungen
  - Amputationsstumpfnekrosen
  - Hämatombildung
  - Nahtinsuffizienzen
- Ein wesentliches Problem bei Amputationspatienten ist die Projektion von Schmerzempfindungen in eine nicht mehr vorhandene Extremität. Unter diesem sog. Phantomschmerz leiden bis zu 70 % der Patienten
- Bei Oberschenkelamputationen kommen myoplastische Verfahren zur Stumpfbildung zum Einsatz. Hier werden die Muskelgruppen so am Femur vernäht, dass die normale Muskelspannung und -aktivität erhalten bleibt

Open Aneurysm/Aortic Repair [OAR]

Invasive Ausschaltung eines Aneurysmas der Aorta abdominalis, sog. Bauchaortenaneurysma [BAA] bzw. Abdominalaortenaneurysma [AAA], mit Hilfe eines Gefäßprotheseninterponats an die Stelle des Aneurysmas

Indikation

- Intaktes asymptomatisches BAA
- Symptomatisches BAA
- (Gedeckte) Ruptur eines BAAs (Notfall)

MERKE
Die Gesamtletalität eines rupturierten BAAs liegt auch heute noch bei > 80 %.

Symptome

- Rücken-/Abdominalschmerz
- Pulsatile abdominale Raumforderung
- Hypotension (hämorrhagischer Schock)

Diagnostik

- Zufallsbefund bei Abdominaldiagnostik
- Abdominalsonografie
- CT-Angiografie

MERKE
Aufgrund der hohen Co-Inzidenz (ca. 25 %) von Poplitealarterienaneurysmen sollte auch immer eine Sonografie der A. poplitea erfolgen.

Interventionelle Alternativtherapien

- Endovascular Aneurysm/Aortic Repair [EVAR]-Stentanlage

Operation

Vorbereitung
- Hautdesinfektion des Abdomens von Mamillenunterrand bis Symphyse
- Wärmematte unter dem Patientenkörper und um die Extremitäten zur Vermeidung einer Hypothermie
- NE auf Oberschenkel

Patientenpositionierung
- Rückenposition mit einem Arm abduziert und einem Arm adduziert
- Positionierung und Bewegung des Patientenkörpers unter großer Vorsicht, gerade bei gedeckt rupturierten Aneurysmen!

Spezielle Instrumente und Materialien
- Bauchdeckensperrer oder -rahmen
- Gefäßklemmen, z. B. nach Satinsky
- POTTS'sche Schere und Gefäßpinzette
- Abdominale Instrumente in einer Länge, welche bis in den retroperitonealen Raum reicht
- Gefäßzügel, -ligaturen und -nähte für Aorta und ggf. Kollateralgefäße (3/0–5/0, nicht resorbierbar, monofil, doppelt armiert)
- Stichskalpell (Nr. 11)
- Okklusionskatheter
- Dacron-Gefäßprothese (Rohr- oder Y-Prothese, je nach Befund)

- Heparin-Kochsalz-Lösung
- Spritze mit Knopfkanüle
- Abdominaldrainage, z. B. Easyflow
- Ggf. passende Histologiegefäße mit Formalin für Gefäßresektate und/oder -plaques

Schnittführung

- Mediane Längslaparotomie
- Selten: retroperitonealer Zugang in Seitenposition

Wundverschluss

- Flush-Manöver kurz vor Gefäßverschlussnaht
- Endgültige Gefäßverschlussnaht
- Zählkontrolle
- Schichtweiser Verschluss (Retroperitoneum, Peritoneum und Faszie)
- Hautverschluss
- Steriler Hautverband

Nachbereitung

- Zählkontrolle aller Verbandstoffe, Instrumente und Nadeln im Vieraugenprinzip

Besondere Informationen/ Komplikationen/ Hinweise zur Anästhesie

- Perioperative Komplikationen:
  - Anastomoseninsuffizienz
  - Verletzung von abdominalen Strukturen, wie Harnleiter, Darm, Magen u. a.
  - Erhöhte perioperative Sterblichkeit
  - Pulmonale Komplikationen (50 %)
  - Herz-Kreislauf-Komplikationen (19–25 %)
  - Akutes Nierenversagen (4–17 %)
  - Multiorganversagen (3–4 %)
  - Sepsis (4 %)
  - Intestinale Ischämien (9 %)
- I. d. R. erfolgt die Implantation der Gefäßprothese als Interponat, ummantelt vom Aneurysmasack, sog. **Inlaytechnik**
- Während der beim BAA erforderlichen Mobilisation des Darms kann es zu plötzlichem Blutdruckabfall, Tachykardie und Flush (Eventrationssyndrom) kommen. Es empfiehlt sich als Gegenmaßnahme eine Volumengabe, evtl. sogar Katecholamine (z. B. Noradrenalin)
- Eingriffe dieser Art erfordern aufgrund des hohen kardialen Risikos immer ein erweitertes perioperatives Monitoring mit invasiver Blutdruckmessung, großlumigen i. v.-Zugängen, zentralem Venenkatheter, Pulmonaliskatheter plus ggf. transösophagealer Echokardiografie (TEE)
- Aktuelle Daten zeigen keine eindeutigen Vorteile einer zusätzlichen Periduralanästhesie bei diesem Eingriff bezüglich postoperativer Mortalität oder anderer Komplikationen

Revaskularisation peripherer Gefäße

Offen chirurgische Durchflusswiederherstellung eines oder mehrerer Periphergefäße entweder per Embolektomie, Bypassanlage oder Thrombendarteriektomie [TEA] mit oder ohne Patchplastik

Indikation

- Periphere arterielle Verschlusskrankheit [pAVK] Stadium II+
- Akuter Gefäßverschluss
- In beiden Fällen betrifft es allen voran:
  - Aa. femoralis, poplitea oder iliaca
  - Seltener: A. brachialis

Symptome

pAVK Stadieneinteilung nach Fontaine:
- Stadium I: asymptomatisch
- Stadium II: Belastungsschmerz
  - Stadium IIa: > 200 m
  - Stadium IIb: < 200 m
- Stadium III: Ruheschmerzen
- Stadium IV: trophische Störungen: Ulkus, Gangrän, Nekrosen

Akuter Gefäßverschluss (6 Ps):
- Starker Schmerz („pain")
- Blässe („paleness")
- Gefühllosigkeit („paresthesia")
- Pulslosigkeit („pulselessness")
- Bewegungsverlust („paralysis")
- Schock („prostration")

Diagnostik

- Anamnese, klinische Untersuchung
- Ankle-Brachial-Index (Knöchel-Arm-Index)
- Farbcodierte Duplexsonografie
- CT- oder MR-Angiografie
- Digitale Subtraktionsangiografie [DSA]

Interventionelle Alternativtherapien

- Perkutane transluminale Angioplastie [PTA] mit oder ohne Stentimplantation

Operation

Verfahrensvarianten
- **Embolektomie:** Entfernung von Thromben aus dem von einem akuten Verschluss betroffenen Gefäß unter Verwendung eines Ballonkatheters nach Fogarty
- **Bypassanlage:** Umgehung der Verschlusssituation mit Hilfe eines Umgehungskreislaufs (Bypass) bestehend aus autologem oder alloplastischem Material.
  Gängige Varianten:
  - Femoropoplitealer Bypass P1 oder P3 (distaler Anschluss vor [P1] oder nach [P3] dem Kniegelenk)
  - Iliaco-femoraler Crossover-Bypass von rechts nach links oder andersherum
  - Subclavio-/axillo-(bi-)femoraler Bypass

- **TEA mit oder ohne Patch-Plastik:** Vorgehen wie bei ➤ Carotisendarteriektomie an der Carotis nur ohne intraoperative Shunteinlage und ggf. mit einem Ringstripper für tiefergelegene Plaques

Vorbereitung

- Untere Extremität: Hautdesinfektion der betreffenden Leiste von unterhalb des Bauchnabels bis Oberschenkel (Genitalbereich abdecken) und zirkuläre Desinfektion der betreffenden Extremität entweder bis unterhalb des Knies oder bis zum Fuß
- Obere Extremität: zirkuläre Hautdesinfektion des betreffenden Arms von Schulter/Achsel bis Hand
- Wärmematte unter dem Patientenkörper und um die Extremitäten zur Vermeidung einer Hypothermie
- NE auf kontralateralem Oberschenkel oder Flanke

Patientenpositionierung

- Untere Extremität: Rückenposition mit kontralateralem Arm adduziert und ipsilateralem Arm abduziert
- Obere Extremität: Rückenposition mit beiden Armen abduziert, der ipsilaterale Arm jedoch auf einem breiten Armtisch
- Die betroffene Extremität idealerweise über Herzniveau halten aber niemals darunter (erhöhtes Akutverschlussrisiko)

Spezielle Instrumente und Materialien

- Gefäßklemmen, z. B. nach Satinsky
- POTTS'sche Schere, Gefäßpinzette
- Dissektor oder Ringstripper (für TEA)
- Gefäßzügel, -ligaturen und -nähte (5/0–6/0, nicht resorbierbar, monofil, doppelt armiert)
- Stichskalpell (Nr. 11)
- Bei TEA: autologer (eigene V. saphena magna), xenogener (Rinderperikard) oder alloplastischer (Dacron-)Patch
- Bei Bypassanlage: Dacron- oder autologe (V. saphena magna) Gefäßprothese in passender Länge und ausreichendem Lumen
- Heparin-Kochsalz-Lösung
- Spritze mit Knopfkanüle
- Sogdrainage, z. B. Redon

Schnittführung

- Hautschnitt über dem betreffenden Gefäß
  - Embolektomien: quere Gefäßinzision
  - Bypasses/TEA: Längsgefäßinzision

Wundverschluss

- Flush-Manöver kurz vor Ende der Gefäßverschlussnaht und Vollendung dieser
- Zählkontrolle
- Faszien- und Hautverschluss
- Steriler Hautverband

Nachbereitung

- Zählkontrolle aller Verbandstoffe, Instrumente und Nadeln im Vieraugenprinzip

Besondere Informationen/ Komplikationen/ Hinweise zur Anästhesie

- Perioperative Komplikationen:
  - Anastomoseninsuffizienz
  - Nachblutungen
  - Reverschluss
  - Implantatabstoßung
- Embolektomien können auch in Lokalanästhesie durchgeführt werden
- Nach mehrstündiger akuter Ischämie kann die Reperfusion zu einem deutlichen Blutdruckabfall führen

Gynäkologie

Ablatio mammae/Mastektomie

Chirurgische Amputation einer oder beider Brüste, samt Haut-, Fett-, Faszien- und Drüsengewebe. Dieser Eingriff kann mit Lymphonodektomien oder rekonstruktiven Eingriffen kombiniert werden

Indikation

- Mammakarzinom mit technisch nicht durchführbarer brusterhaltender Therapie [BET] oder auf Patientenwunsch
- Mammakarzinomrezidiv
- Vorstufen Mammakarzinom wie z. B. ductales Carcinoma in situ [DCIS]
- Prophylaktisch bei genetischen Brustkrebssyndromen

Symptome

- Tastbare Raumforderungen in der Brust
- Hautveränderungen, wie Orangenhaut
- Entzündungszeichen oder Ulzerationen
- Einziehungen
- Asymmetrien zur Gegenseite

Diagnostik

- Anamnese
- Inspektion und Palpation beider Mammae
- Tumorstanzbiopsie
- Mammasonografie und Mammografie

Interventionelle Alternativtherapien

- Brusterhaltende Operation [BEO] oder BET (BEO + postoperative Strahlentherapie) (➤ Tumorenukleation bis brusterhaltende Operation [BEO])

Operation

Vorbereitung

- Wärmematte unter dem Patientenkörper zur Vermeidung einer Hypothermie
- NE am ipsilateralen Oberschenkel oder Flanke
- Hautdesinfektion der zu operierenden Brust von Jugulum bis supraumbilical und vom Mamillenrand der kontralateralen Brust bis über die ipsilateralen Rippen und Oberarm, samt Axilla

Patientenpositionierung

- Rückenposition mit beiden Armen abduziert
- Bei axillärer Lymphonodektomie muss der ipsilaterale Arm 90° abduziert werden

Spezielle Instrumente und Materialien

- Bipolare Schere
- Sogdrainage, z. B. Redon
- Korkplatte o. Ä. mit Nadeln für Tumorresektat

- Passendes Histologiegefäß mit Formalin für die abladierte Brust (Achtung: Platte) und ggf. entnommene Lymphknoten
- Elastische Binden für zirkulären Druckverband

Schnittführung
- Querverlaufender, ovaler Schnitt um die Mamille herum von parasternal bis vordere Axillarlinie. Es sollten mind. 3 cm Abstand zum Tumor eingehalten werden. Ggf. kann diese Umschneidungsform auch gedreht oder versetzt werden
- Bei zusätzlicher axillärer Lymphonodektomie wird kein Extraschnitt benötigt. Es erfolgt ausgehend vom Ablationsschnitt eine Präparation subkutan zu den betreffenden Lymphknoten

Wundverschluss
- Zählkontrolle
- Schichtweiser Wundverschluss
- Steriler Hautverband und zirkulärer Druckverband

Nachbereitung
- Zählkontrolle aller Verbandstoffe, Instrumente und Nadeln im Vieraugenprinzip

Besondere Informationen/ Komplikationen/ Hinweise zur Anästhesie

- Perioperative Komplikationen:
  - Nachblutungen
  - Nahtinsuffizienzen
  - Nervenplexusverletzungen bei axillärer Lymphonodektomie
- Zur Orientierung und Nachvollziehbarkeit durch den Pathologen wird das Präparat entweder auf 12 Uhr mit einem Faden markiert oder seiner intrakorporalen Lage entsprechend z. B. auf eine Korkplatte mit Brustaufdruck gepinnt
- Frauen leiden zwei- bis dreimal häufiger als Männer an PONV, Narkoseführung daher oft in TIVA mit Propofol

MERKE

Der Verlust eines Symbols der Weiblichkeit darf mit seinen psychosozialen Komponenten nie unterschätzt werden und ist immer bei der Betreuung der betroffenen Person zu berücksichtigen.

Abruptio/Abortkürettage

Operative, transvaginale Schwangerschaftsintervention zur Einleitung eines aus medizinischen Gründen erforderlichen Aborts oder auf Wunsch der schwangeren Frau

Indikation

- **Missed abortion/verhaltene Fehlgeburt:** irreversibel gestörte Schwangerschaft ohne bereits begonnener Ausstoßung dieser
- **Abortus incipiens/beginnende Fehlgeburt:** irreversibel gestörte Schwangerschaft mit beginnender Ausstoßung dieser
- **Abortus incompletus/inkompletter Abort:** unvollständige Ausstoßung der Schwangerschaft
- **Abortus completus/kompletter Abort:** (scheinbar) vollständige Ausstoßung der Schwangerschaft
- **Wunsch** der schwangeren Frau

Symptome

Missed abortion
- Fehlende Herztöne

Abortus incipiens/incompletus/completus
- Vaginale Blutungen/vaginaler Ausfluss und fehlende Herztöne

Diagnostik

- Vaginalsonografie

Interventionelle Alternativtherapien

- Keine

Operation

Vorbereitung
- Hautdesinfektion des Unterbauchs von subumbilikal bis zur Symphyse und innenseitig obere Hälfte der Oberschenkel sowie Schleimhautdesinfektion der Vagina (mit äußeren und inneren Schamlippen) bis zum Anus, sowie des Vaginalkanals bis zum Muttermund
- Wärmematte unter dem Patientenkörper, Umwickeln der Unterschenkel zur Vermeidung einer Hypothermie

Patientenpositionierung
- Hohe Steinschnittposition mit beiden Armen abduziert

Spezielle Instrumente und Materialien
- Einmalkatheter
- Vaginalspekula (vorderes und hinteres Blatt), ggf. Selbsthaltespekulum
- 2 Ovarfasszangen (Fensterklemmen)
- Hegarstifte in steigender Größe
- Ultraschallgerät mit Abdominal- und Vaginalschallkopf
- Küretten nach Schwangerschaftswoche [SSW]:
  - Stumpfe Küretten verschiedener Größe (bis 14. SSW)

  - Abort-/Saugkürette und Gewebesammler für Saugersystem (nach der 14. SSW)
  - Große Kürette nach BUMM (nach der 14. SSW)
- Passende Histologiegefäße mit Formalin für den Abort

Schnittführung

- Aufdehnung der Portio mit Hegarstiften

Wundverschluss

- Zählkontrolle
- Vaginale Vorlage

Nachbereitung

- Zählkontrolle aller Verbandstoffe, Instrumente und Nadeln im Vieraugenprinzip

Besondere Informationen/ Komplikationen/ Hinweise zur Anästhesie

- Perioperative Komplikationen:
  - Nachblutungen
  - Uterusperforation mit möglicher Verletzung umliegender Organe
  - Verwachsungen im Cavum uteri (Gebärmutterhöhle)
  - Schädigung des N. ischiadicus oder N. peroneus durch fehlerhafte Steinschnittposition
- Frauen leiden zwei- bis dreimal häufiger als Männer an PONV, Narkoseführung daher oft in TIVA mit Propofol oder in Spinalanästhesie
- Dieser Eingriff ist meist von kurzer Dauer, aber mit einem hohen perioperativen Analgetikabedarf verbunden
- Da das Uterusgewebe unter der Schwangerschaft sehr weich wird und damit anfällig für Perforationen, werden lediglich stumpfe Küretten genutzt, die Sondenmessung entfällt i. d. R. und es wird mit Vorsicht vorgegangen bei der Ausschabung
- Unbedingte Wahrung der Intimsphäre bei Interventionen am Genitalbereich. Dies gilt gerade bei wachen Patientinnen, aber nicht ausschließlich!

MERKE

Der Verlust einer Schwangerschaft darf mit seinen psychosozialen Komponenten nie unterschätzt werden und ist immer bei der Betreuung der betroffenen Person zu berücksichtigen.

Cerclage/totaler Muttermundverschluss [TMV]

Reversibler chirurgischer Verschluss des Muttermundes zur Verhinderung einer Fehl- bzw. Frühgeburt

Indikation

- Frühgeburtsneigung
- Abortus imminens (drohende Fehl-/Frühgeburt)

Symptome

- Unklare vaginale Blutung, Herztöne und Schwangerschaftsentwicklung jedoch ok

Diagnostik

- Sonografie, vaginal und/oder abdominal
- Kolposkopie

Interventionelle Alternativtherapien

- Keine

Operation

Vorbereitung

- Schleimhautdesinfektion der Vagina (mit äußeren und inneren Schamlippen) von Symphyse bis zum Anus, sowie des Vaginalkanals bis zum Muttermund
- Wärmematte unter dem Patientenkörper, Umwickeln der Unterschenkel zur Vermeidung einer Hypothermie

Patientenpositionierung

- Hohe Steinschnittposition mit beiden Armen abduziert

Spezielle Instrumente und Materialien

- Einmalkatheter
- Vaginalspekula (vorderes und hinteres Blatt), ggf. Selbsthaltespekulum
- 2 Ovarfasszangen (Fensterklemmen)
- Kleine stumpfe Kürette
- Skalpell
- Nahtbesteck und:
  - Cerclageband für Cerclage
  - Polyfile, nicht resorbierbare Naht für TMV

Schnittführung

- Cerclage: Einstellen des Situs und zirkuläres Einbringen des Cerclagebands um Portio
- TMV: Deepithelisierung der Portio per Skalpell, anschließend Tabaksbeutelnaht und Einzelknopfnähte im Muttermund

Wundverschluss

- Zählkontrolle
- Vaginale Vorlage

Nachbereitung

- Zählkontrolle aller Verbandstoffe, Instrumente und Nadeln im Vieraugenprinzip

Besondere Informationen/ Komplikationen/ Hinweise zur Anästhesie

- Perioperative Komplikationen:
  - Nachblutungen
  - Cerclage-/Nahtinsuffizienz
  - Schädigung des N. ischiadicus oder N. peroneus durch fehlerhafte Steinschnittposition
- Frauen leiden zwei- bis dreimal häufiger als Männer an PONV, Narkoseführung daher oft in TIVA mit Propofol
- Unbedingte Wahrung der Intimsphäre bei Interventionen am Genitalbereich. Dies gilt gerade bei wachen Patientinnen, aber nicht ausschließlich!
- Der TMV kann sowohl eine Alternative als auch eine Ergänzung zur Cerclage sein
- Die Cerclage bzw. den TMV kurz vor der Geburt wieder zu entfernen, darf nicht vergessen werden

Hysterektomie [HE]

Chirurgische Entfernung des Uterus (Gebärmutter). Sie kann total oder suprazervikal sowie mit oder ohne Salpingektomie (Eileiterentfernung) bzw. Adnexektomie (Eileiter- und Eierstockentfernung) erfolgen. Möglich ist die Hysterektomie [HE] über verschiedene Zugangswege: vaginal, abdominal, offen chirurgisch oder laparoskopisch

Indikation

- Uterus myomatosus (alle Zugangswege, je nach Befundumfang)
- Häufig rezidivierende Uteruspolypen (alle Zugangswege)
- Benigne Blutungsstörungen (alle Zugangswege)
- Unkontrollierbare Blutungen nach Sectio ceasarea (Kaiserschnitt) (konventionelle HE)
- Zervixdysplasien (alle Zugangswege/hier keine laparoskopische suprazervikale Hysterektomie [LASH]!)
- Zervixkarzinome (alle Zugangswege außer rein vaginal/hier keine LASH!)
- Endometriumkarzinome (alle Zugangswege außer rein vaginal/hier keine LASH!)

Symptome

Uterus myomatosus
- Blutungsstörungen, schmerzhafte Periodenblutung
- Verdrängungserscheinungen bei Darm und/oder Blase
- Massive Größenzunahme unter Schwangerschaft führt zum Absterben des Myoms und dadurch zu Schmerzen und bakterieller Superinfektion
- Fehlgeburten und Ausbleiben von Schwangerschaft

Uteruspolypen
- Azyklische oder postmenopausale Blutungen
- Selten Schmerzen

Zervixdysplasien
- Symptomfrei

Zervixkarzinom
- Azyklische Blutungen, Kontaktblutungen, fleischfarbener vaginaler Ausfluss
- Später: Schmerzen, Harnverhalt, Makrohämaturie, Verstopfungsneigung, Lymphödem der unteren Extremität

Endometriumkarzinom
- Postmenopausale Blutung
- Beeinflussung der Blasen- und Darmfunktion durch Verdrängung
- Lymphödeme der unteren Extremität

Diagnostik

Uterus myomatosus
- Vaginalsonografie, CT oder MRT

Uteruspolypen
- Vaginale Sonografie, Hysteroskopie

Benigne Blutungsstörungen
- Hysteroskopie

Zervixdysplasien und -karzinome

- Zervixabstrich nach Papanicolaou (PAP-Abstrich), Kolposkopie mit Biopsie, Konisation, Tast- und Ultraschalluntersuchung, MRT des Beckens, Zysto- und Rektoskopie, Röntgen-Thorax

Endometriumkarzinom

- Vaginalsonografie, CT oder MRT, Zysto- oder Rektoskopie
- Hysteroskopie mit fraktionierter Abrasio

Interventionelle Alternativtherapien

- Hysteroskopie und transvaginale Resektion (bei Polypen und Uterus myomatosus)
- Konisation (bei Zervixdysplasie und -karzinom)
- Abdominale oder laparoskopische Myomenukleation (bei Uterus myomatosus)
- Roboterassistierte Hysterektomie

Operation

Varianten

- **Totale laparoskopische HE [TLH]:** Entfernung des Uterus plus ggf. Adnexen auf rein laparoskopischem Weg. Bergung des Präparats geschieht entweder vaginal, über Morcellator oder Bergeschnitt im Abdomen
- **Laparoskopisch assistierte suprazervikale HE [LASH]:** Entfernung des Uterus ohne Zervix plus ggf. Adnexen. Bergung des Präparats geschieht entweder über Morcellator oder Bergeschnitt im Abdomen
- **Laparoskopisch assistierte vaginale HE [LAVH]:** Das erste Auslösen des Uterus aus dem kleinen Becken erfolgt laparoskopisch, anschließender Umstieg auf vaginal. Hierüber wird der Uterus plus ggf. Adnexen dann komplett gelöst und auch entfernt
- **Abdominale HE z. B. nach Piver:** offen chirurgische Entfernung des Uterus, nebst Adnexen und Lymphknoten
- **Vaginale HE:** rein vaginale Entfernung des Uterus mit oder ohne Adnexen

Sonderform bei Ovarialkarzinom

- **Beckenexenteration (Exenteratio pelvis):** transabdominale Ausräumung des kleinen Beckens. Zusätzlich zur Entfernung des gesamten Uterus und Adnexen erfolgt hier das Entfernen des Peritoneums viscerale, der Harnblase, der Vagina, des Scheidenvorhofs und des Colon sigmoideums sowie des Rektums; evtl. mit Zwerchfellteilresektion

Vorbereitung

- **HE (abdominal):** Hautdesinfektion Abdomen von Mamillenunterrand bis Symphyse
- **HE (vaginal)** Hautdesinfektion Unterbauch von subumbilikal bis zur Symphyse und innenseitig über beide Oberschenkel sowie Schleimhautdesinfektion der Vagina mit äußeren und inneren Schamlippen plus Vaginalkanal bis zum Muttermund
- **TLH, LASH, LAVH:** Kombination aus beiden zuvor genannten Desinfektionsmodi
- Wärmematte unter dem Patientenkörper, Umwickeln der Unterschenkel zur Vermeidung einer Hypothermie
- NE auf Oberschenkel oder Flanke

Patientenpositionierung

- Steinschnittposition mit beiden Armen abduziert:
  - Flacher Steinschnitt bei abdominaler und laparoskopischer HE
  - Hoher Steinschnitt bei vaginaler HE oder vaginalen Anteilen
- Leichte Trendelenburgpositionierung (kopftief) für Präparation im Abdomen

Spezielle Instrumente und Materialien
- Dauerkatheter
- **Für Laparotomie:**
  - Fritsch-Haken, Roux-Haken
  - Bauchdeckenrahmen oder -sperrer
  - Grobe Präparierschere
  - Uterusfasszange
  - Wertheimklemmen
  - Abdominale Instrumente in Länge passend zu Ernährungszustand und Körpermaßen
- **Für Laparoskopie:**
  - MIC-Videoturm mit u. a. CO_2-Insufflator
  - Trokare (5 mm, 10 mm, 12 mm)
  - Ggf. Veres-Kanüle
  - Klassische Optik mit Bezug oder Endoeye
  - MIC-Instrumente, wie Fasszangen, Schere und bipolare Zange
  - Endoskopisches Saug-Spülsystem
  - Uterusmanipulator, -sonde, Kugelzange
  - Morcellator + Morcellierungsbeutel
- **Für vaginales Vorgehen:**
  - Vaginalspekula, Breisky- und Selbsthaltespekula
  - Uterussonde
- Passende Histologiegefäße mit Formalin für Resektat und ggf. Lymphknoten

Schnittführung
- **Bei Laparoskopie:**
  - Subumbilikale Hautinzision zur Anlage des Pneumoperitoneums
  - Weitere Hautinzisionen nach Anlage des Pneumoperitoneums im Unterbauch
- **Bei Laparotomie:**
  - Pfannenstielschnitt: suprasymphysäre Unterbauchquerlaparotomie
  - Alternativ: mediane Unterbauchlängslaparotomie

Wundverschluss
- Zählkontrolle
- Schichtweiser Wundverschluss je nach OP-Variante:
  - Peritoneum, Faszie, Haut (Laparotomie)
  - Faszie und Haut (Laparoskopie)
  - Vaginalverschluss fortlaufend oder in Z-Naht (vaginale HE)
- Steriler Hautverband sowie vaginale Vorlage

Nachbereitung
- Zählkontrolle aller Verbandstoffe, Instrumente und Nadeln im Vieraugenprinzip

Besondere Informationen/ Komplikationen/ Hinweise zur Anästhesie

- Perioperative Komplikationen:
  - Nachblutungen
  - Nahtinsuffizienzen
  - Verletzung von abdominalen Organen wie Aorta, Harnblase oder Darm
  - Schädigung des N. ischiadicus oder N. peroneus durch fehlerhafte Steinschnittposition
- Frauen leiden zwei- bis dreimal häufiger als Männer an PONV, Narkoseführung daher oft in TIVA mit Propofol

MERKE
Der Verlust des Fortpflanzungsorgans darf mit seinen psychosozialen Komponenten nie unterschätzt werden und ist immer bei der Betreuung der betroffenen Person zu berücksichtigen.

Hysteroskopie/fraktionierte Abrasio

Hysteroskopie: interventionelle Spiegelung des Uterus über den Vaginalkanal zu diagnostischen und/oder therapeutischen Zwecken
Fraktionierte Abrasio: Ausschabung des Corpus uteri und des Cervix uteri zu diagnostischen Zwecken

Indikation

- Uterus myomatosus (nur submukös)
- Uteruspolypen
- Lost Intrauterine Device [IUD], umgangssprachlich: Spirale
- Abklärung Kinderwunschprobleme
- Zur Diagnose(-sicherung), z. B. bei unklaren vaginalen Blutungen, Schmerzen im Unterbauch, unklarer Bildgebung der Gebärmutterschleimhaut, auffälligen Abstrichen, Verdacht auf Endometriumkarzinom

Symptome

Uterus myomatosus
- Blutungsstörungen, schmerzhafte Periodenblutung
- Verdrängungserscheinungen bei Darm und/oder Blase
- Massive Größenzunahme unter Schwangerschaft führt zum Absterben des Myoms und dadurch zu Schmerzen und bakterieller Superinfektion
- Fehlgeburten und Ausbleiben von Schwangerschaft

Uteruspolypen
- Azyklische oder postmenopausale Blutungen
- Selten Schmerzen

Lost IUD
- Nicht Auffinden des IUD bei Kontrolluntersuchungen
- Ungeplante Schwangerschaft
- Selten Schmerzen

Endometriumkarzinom
- Postmenopausale Blutung
- Beeinflussung der Blasen- und Darmfunktion durch Verdrängung
- Lymphödeme der unteren Extremität

Diagnostik

- Vaginalsonografie
- CT oder MRT

Interventionelle Alternativtherapien

- Hysterektomie

Operation

Varianten
- **Hysteroskopie mit fraktionierter Abrasio:** diagnostisch, zur Befundsicherung
- **Hysteroskopie mit Resektion:** therapeutisch, zur Entfernung z. B. von Fremdkörpern, Tumoren oder Polypen

Vorbereitung
- Hautdesinfektion des Unterbauchs von subumbilikal bis zur Symphyse und

innenseitig obere Hälfte der Oberschenkel sowie Schleimhautdesinfektion der Vagina (mit äußeren und inneren Schamlippen) bis zum Anus, sowie des Vaginalkanals bis zum Muttermund
- Wärmematte unter dem Patientenkörper, Umwickeln der Unterschenkel zur Vermeidung einer Hypothermie
- NE wenn ein Resektoskop genutzt wird, auf Oberschenkel oder Flanke

Patientenpositionierung
- Hohe Steinschnittposition mit beiden Armen abduziert

Spezielle Instrumente und Materialien
- Einmalkatheter
- Vaginalspekula (vorderes und hinteres Blatt), ggf. Selbsthaltespekulum
- 2 Kugelzangen, Uterussonde, Hegarstifte in steigender Größe
- Videoturm
- Hysteroskop, bei therapeutischem Zweck mit Resektoskop
- Auffüllspüllösung (s. u.)
- Scharfe Küretten in steigender Größe
- Passende Histologiegefäße mit Formalin für Korpus- und Zervixresektat oder andere anfallende Präparate

Schnittführung
- Aufdehnung der Portio mit Hegarstiften

Wundverschluss
- Zählkontrolle
- Vaginale Vorlage

Nachbereitung
- Zählkontrolle aller Verbandstoffe, Instrumente und Nadeln im Vieraugenprinzip

Besondere Informationen/ Komplikationen/ Hinweise zur Anästhesie

- Perioperative Komplikationen:
  - Nachblutungen
  - Uterusperforation mit möglicher Verletzung umliegender Organe
  - Verwachsungen im Cavum uteri (Gebärmutterhöhle)
  - Schädigung des N. ischiadicus oder N. peroneus durch fehlerhafte Steinschnittposition
  - Hyperhydratation bei Verwendung von elektrolytfreier Spüllösung über 1,5 Std.
- Bei monopolarer Resektion nur elektrolytfreie Spüllösung nutzen!
- Bei Verwendung von NaCl-Spüllösung nur bipolare Resektion verwenden!
- Frauen leiden zwei- bis dreimal häufiger als Männer an PONV, Narkoseführung daher oft in TIVA mit Propofol
- Unbedingte Wahrung der Intimsphäre bei Interventionen am Genitalbereich. Dies gilt gerade bei wachen Patientinnen, aber nicht ausschließlich!

Konisation

Transvaginales kegelförmiges Ausschneiden des Muttermunds, ggf. in Kombination mit einer Kolposkopie (Vaginalspiegelung)

Indikation

- Zervikale intraepitheliale Neoplasien [CIN]: Veränderungen des Muttermundes mit steigender Wahrscheinlichkeit des Übergangs in ein invasives Zervixkarzinom (es gibt drei Schweregrade CIN I–III, CIN III ist die schwerste Form: Carcinoma in situ)
- Nicht metastasiertes, nur mikroskopisch nachweisbares Zervixkarzinom

Symptome

- Überwiegend symptomarm oder -frei
- Bei fortgeschrittenen Veränderungen bis zum Zervixkarzinom: Kontaktblutungen

Diagnostik

- Zervixabstrich nach Papanicolaou (PAP-Abstrich)
- Kolposkopie mit evtl. Biopsie

Interventionelle Alternativtherapien

- ➤ Hysterektomie

Operation

Vorbereitung

- Schleimhautdesinfektion der Vagina (mit äußeren und inneren Schamlippen) von Symphyse bis zum Anus, sowie des Vaginalkanals bis zum Muttermund
- Wärmematte unter dem Patientenkörper, Umwickeln der Unterschenkel zur Vermeidung einer Hypothermie
- NE wenn eine elektrische Schlinge genutzt wird, am Oberschenkel oder Flanke

Patientenpositionierung

- Hohe Steinschnittposition mit beiden Armen abduziert

Spezielle Instrumente und Materialien

- Einmalkatheter
- Vaginalspekula (vorderes und hinteres Blatt), ggf. Selbsthaltespekulum
- Uterussonde
- 2 Kugelzangen
- Hegarstifte in steigender Größe
- Essig- und Jodprobe (zum Einfärben des Portiogewebes)
- Videoturm
- Kolposkop
- Elektrische Drahtschlinge, CO_2-Laser, Argon-Beamer oder ähnliches Koagulationsinstrument zum Ausschneiden des Konus
- Kleine scharfe Kürette
- Nahtbesteck und Markierungsfaden
- Passende Histologiegefäße mit Formalin für den Konus und das Zervixresektat

Schnittführung

- Ausschneiden eines kegelförmigen Anteils der Portio um den Transformationsbereich

Wundverschluss

- Zählkontrolle
- Vaginale Tamponade und Vorlage

Nachbereitung

- Zählkontrolle aller Verbandstoffe, Instrumente und Nadeln im Vieraugenprinzip

Besondere Informationen/ Komplikationen/ Hinweise zur Anästhesie

- Perioperative Komplikationen:
  - Nachblutungen
  - Nicht ausreichende Resektionsränder (möglich)
  - Schädigung des N. ischiadicus oder N. peroneus durch fehlerhafte Steinschnittposition
- Frauen leiden zwei- bis dreimal häufiger als Männer an PONV, Narkoseführung daher oft in TIVA mit Propofol
- Dieser Eingriff ist meist von kurzer Dauer, aber mit einem hohen perioperativen Analgetikabedarf verbunden
- Unbedingte Wahrung der Intimsphäre bei Interventionen am Genitalbereich. Dies gilt gerade bei wachen Patientinnen, aber nicht ausschließlich!

Sectio caesarea nach Misgav-Ladach

Operativ unterstützte Entwicklung eines Fötus durch einen abdominalen Zugang

Indikation

- Präeklampsie/HELLP-Syndrom; Vena-cava-Kompressionssyndrom
- Beckenendlage oder andere Lage-/Haltungs-/Einstellungsanomalien wie z. B. ein Missverhältnis zwischen Kind und Geburtskanal, Nabelschnurstrangulationsgefahr
- Anatomische Anomalien: vorzeitige Plazentalösung, Bauchwanddefekt beim Kind
- Geburtsstillstand mit Gefährdung des Kindeswohls
- Pathologische Veränderung der kindlichen Herztöne (Notsectio)
- Wunsch der werdenden Mutter

Symptome

Präeklampsie/HELLP-Syndrom
- Mütterliche Hypertonie/Hypertension
- Erhöhte urinäre Eiweißausscheidung

Vena-cava-Kompressionssyndrom
- Mütterlicher Blutdruckabfall und/oder Bewusstlosigkeit durch intraabdominellen Druck auf die Vena cava inferior
- Akute Durchblutungsstörung des Plazentagefäßbettes und dadurch Mangelversorgung des ungeborenen Kindes

Beckenendlage oder andere Lage-/Haltungs-/Einstellungsanomalien
- Erschwernis/Verlangsamung/Verhinderung der spontanen Passage des Kindes durch den Geburtskanal

Geburtsstillstand
- Absinken bis Stoppen der Wehenaktivität

Vorzeitige Plazentalösung
- Akute, lebensbedrohliche Unterversorgung des ungeborenen Kindes (Notsectio)
- Akuter, massiver mütterlicher Blutverlust

Diagnostik

- Anamnese
- Klinische Untersuchung
- Abdomensonografie
- Kardiotokografie [CTG]: transabdominale Herztonmessung des Kindes

Interventionelle Alternativtherapien

- Spontangeburt über den natürlichen Geburtskanal

Operation

Vorbereitung
- Hautdesinfektion des Abdomens von Mamillenunterrand bis Symphyse und innenseitig obere Hälfte der Oberschenkel

- Wärmematte unter dem Patientenkörper, Umwickeln der Unterschenkel zur Vermeidung einer Hypothermie
- NE auf Oberschenkel

Patientenpositionierung
- Flache Steinschnittposition mit beiden Armen abduziert
- Alternative: Rückenposition mit gespreizten Beinen
- Leichte Trendelenburgpositionierung (kopftief) und Kippen zur linken Seite (Prävention eines Vena-cava-Kompressionssyndroms)

Spezielle Instrumente und Materialien
- Dauerkatheter mit Beutel und Blockung
- Fritsch-Haken, Selbsthalterahmen, Roux-Haken
- Nabelschnurklemmen
- Schale für Plazenta
- Großlumiger Sauger

Schnittführung
- Pfannenstielschnitt: suprasymphysäre Unterbauchquerlaparotomie
- Besonderheit: anschließende schichtweise Eröffnung des Unterhautgewebes erfolgt meist stumpf, sprich Aufdehnen/-reißen und nicht sorgsames Präparieren

Wundverschluss
- Zählkontrolle
- Schichtweiser Wundverschluss von Uterus, Peritoneum, Faszie und Haut
- Steriler Hautverband und vaginale Vorlage

Nachbereitung
- Zählkontrolle aller Verbandstoffe, Instrumente und Nadeln im Vieraugenprinzip

Besondere Informationen/ Komplikationen/ Hinweise zur Anästhesie

- Die zügige Entwicklung (Geburt) des Kindes hat absolute Priorität
- Perioperative Komplikationen:
  - Nachblutungen
  - Erschwernis von erneuten Schwangerschaften
  - Schädigung des N. ischiadicus oder N. peroneus durch fehlerhafte Steinschnittposition
- Achtung: Sollte die Patientin im Verlauf ihrer Schwangerschaft eine ➤ Cerclage o. Ä. bekommen haben, die Entfernung nicht vergessen
- Bei Mehrlingsgeburten sollten unterschiedliche Nabelschnurklemmen (z. B. Farbe) verwendet werden, um im späteren Verlauf z. B. die Geburtsreihenfolge zu kennen
- Frauen leiden zwei- bis dreimal häufiger als Männer an PONV, Narkoseführung daher oft in TIVA mit Propofol

Tension-free Vaginal Tape [TVT] Implantation

Chirurgische Behebung einer Harninkontinenz durch Wiederherstellung bzw. Unterstützung der geschädigten Beckenbodenbandstrukturen mit einem nicht resorbierbaren Band

Indikation

- Belastungsinkontinenz

Symptome

- Unwillkürlicher Urinverlust bei Belastungen wie Drucksteigerungen im Bauchraum (z. B. Husten, Treppensteigen, Heben schwerer Lasten)

Diagnostik

- Anamnese
- Klinische Untersuchung
- Kolposkopie

Interventionelle Alternativtherapien

- Operation nach Burch
- Vordere/hintere vaginale Plastik, Kolporrhaphia anterior/posterior

Operation

Varianten
- Tension-free Vaginal Tape [TVT]: Ausleitung der Bänderenden über den Unterbauch
- Transobturatorisches Tape [TOT]: Ausleitung der Bänderenden über die Oberschenkelinnenseiten

Vorbereitung
- Hautdesinfektion des Unterbauchs von subumbilikal bis zur Symphyse und innenseitig obere Hälfte der Oberschenkel sowie Schleimhautdesinfektion der Vagina (mit äußeren und inneren Schamlippen) bis zum Anus, sowie des Vaginalkanals bis zum Muttermund
- Wärmematte unter dem Patientenkörper, Umwickeln der Unterschenkel zur Vermeidung einer Hypothermie
- Ggf. NE auf Oberschenkel

Patientenpositionierung
- Hohe Steinschnittposition mit beiden Armen abduziert

Spezielle Instrumente und Materialien
- Einmalkatheter
- Vaginalspekula (vorderes und hinteres Blatt), ggf. Selbsthaltespekulum
- Band aus einem nicht resorbieren Netzstreifen mit daran befestigten Führungshilfen
- Nadelhalter, Pinzette
- Zystoskop mit Auffüllspüllösung

Schnittführung
- Längsinzision Vagina über Urethra ca. 1,5 cm von der Urethralmündung entfernt

Wundverschluss
- Zählkontrolle
- Wundverschluss Vagina und Unterbauch mit Einzelknopfnähten
- Vaginale Vorlage

Nachbereitung
- Zählkontrolle aller Verbandstoffe, Instrumente und Nadeln im Vieraugenprinzip

Besondere Informationen/ Komplikationen/ Hinweise zur Anästhesie

- Perioperative Komplikationen:
  - Nachblutungen
  - Lösen des Bandes
  - Infektion des Implantatbereichs
  - Rezidivinkontinenz
  - Schädigung des N. ischiadicus oder N. peroneus durch fehlerhafte Steinschnittposition
- Frauen leiden zwei- bis dreimal häufiger als Männer an PONV, Narkoseführung daher oft in TIVA mit Propofol
- Unbedingte Wahrung der Intimsphäre bei Interventionen am Genitalbereich. Dies gilt gerade bei wachen Patientinnen, aber nicht ausschließlich!

Tubenteilresektion/-koagulation

Chirurgische Durchtrennung bzw. Verschluss der Eileiter einer Frau, um die Befruchtung von Eizellen und damit Schwangerschaften dauerhaft zu verhindern

Indikation

- Abgeschlossene Familienplanung/kein Kinderwunsch
- Verhinderung von Schwangerschaft aus medizinischen Gründen, zum Schutz des Wohls der Mutter und/oder ungeborener Kinder, z. B. bei Vorliegen schwerwiegender Erbkrankheiten, die eine erfolgreiche Schwangerschaft und/oder das (Über-)Leben des Embryos/Kindes erschweren bis unmöglich machen

Symptome

- Keine

Diagnostik

- Anamnese
- Klinische Untersuchung
- Explizite Einwilligung der Frau

Interventionelle Alternativtherapien

- Implantation eines Intra Uterine Device [IUD], sog. Spirale
- In Kombination mit einer Sectio caesarea

Operation

Varianten

- **Tubenteilresektion [TTR]:** Durchtrennen, Entfernen eines Anteils und Vernähen der Tuben über kleine Schnitte in der Leiste, idealerweise kurz nach der Geburt eines Kindes
- **Tubenteilkoagulation [TTK]:** Koagulation beider Tuben über einen laparoskopischen Zugang

Vorbereitung

- TTR: Hautdesinfektion des Unterbauchs von subumbilikal bis zur Symphyse und innenseitig obere Hälfte der Oberschenkel
- TTK: Hautdesinfektion des Abdomens von Mamillenunterrand bis Symphyse
- Wärmematte unter dem Patientenkörper, Umwickeln der Unterschenkel zur Vermeidung einer Hypothermie

Patientenpositionierung

- Flache Steinschnittposition mit beiden Armen abduziert
- Leichte Trendelenburgpositionierung (kopftief) für TTK

Spezielle Instrumente und Materialien

- Dauerkatheter mit Beutel und Blockung
- Klemmen (z. B. Overholt, Wertheim, Kocher)
- **Bei TTK:**
  - MIC-Videoturm mit u. a. CO_2-Insufflator
  - Trokare (5 mm, 10 mm, 12 mm)
  - Ggf. Veres-Kanüle
  - Klassische Optik oder Endoeye
  - Steriler Kamerabezug

- MIC-Instrumente, wie Fasszangen, Schere und bipolare Zange
- Endoskopisches Saug-Spülsystem

- Passendes Histologiegefäß mit Formalin für die Tubenresektate

Schnittführung

- TTR: Hautinzision in der Leiste quer zum Lig. pectineum
- TTK: subumbilikale Hautinzision zur Anlage des Pneumoperitoneums und weitere Hautinzisionen nach Anlage des Pneumoperitoneums im Unterbauch

Wundverschluss

- Zählkontrolle
- Schichtweiser Wundverschluss je nach OP-Variante
- Peritoneum, Faszie, Haut (bei TTR)
- Faszie und Haut (bei TTK)
- Steriler Hautverband

Nachbereitung

- Zählkontrolle aller Verbandstoffe, Instrumente und Nadeln im Vieraugenprinzip

Besondere Informationen/ Komplikationen/ Hinweise zur Anästhesie

- Perioperative Komplikationen:
  - Nachblutungen
  - Dysfunktionale Sterilisation – erneute Schwangerschaft
  - Schädigung des N. ischiadicus oder N. peroneus durch fehlerhafte Steinschnittposition
- Dieser Eingriff darf niemals ohne explizite Einwilligung der Frau vorgenommen werden!
- Frauen leiden zwei- bis dreimal häufiger als Männer an PONV, Narkoseführung daher oft in TIVA mit Propofol
- Tubenteilresektionen erfolgen i. d. R. immer kurz nach der Geburt des letzten Kindes, da durch die veränderten Lagebedingungen der Geschlechtsorgane im Unterbauch die Tuben leicht über kleine Schnitte in den Leisten zu erreichen sind. Bei Geburt durch Sectio kann eine vorher besprochene Tubenteilresektion direkt am freiliegenden Organ erfolgen und bedarf keines zusätzlichen Eingriffs, Einwilligung vorausgesetzt

Tumorenukleation bis brusterhaltende Operation [BEO] mit oder ohne Sentinellymphonodektomie

Chirurgische Entfernung von Tumorgewebe und bei bösartigem (malignem) Befund des sog. Wächter(Sentinel)lymphknotens aus der Brust, bei gleichzeitigem Erhalt des Brustgewebes. Dieser Eingriff kann mit einer axillären Lymphonodektomie kombiniert werden

Indikation

- Gutartige (benigne) Raumforderungen der Brust, wie Fibroadenome, Zysten, fibrös-zystische Mastopathie, Papillome
- Mammakarzinom
- Vorstufen des Mammakarzinoms wie z. B. ductales Carcinoma in situ [DCIS]

Symptome

Bei gutartigen Raumforderungen

- Schmerzen
- Sekretion über die Brustwarze (Galaktorrhö)
- Tastbare Verhärtungen oder sichtbare Vorwölbungen

Bei Mammakarzinomen und Vorstufen

- Tastbare Raumforderungen in der Brust
- Hautveränderungen, wie Orangenhaut
- Entzündungszeichen oder Ulzerationen
- Einziehungen
- Asymmetrien zur Gegenseite

Diagnostik

- Anamnese
- Inspektion und Palpation beider Mammae
- Tumorstanzbiopsie
- Mammasonografie und Mammografie ggf. mit Drahtmarkierung der Raumforderung
- Injektion eines schwach radioaktiven Markers (z. B. Technetium 99) in die Brust (nur bei malignem Befund)

Interventionelle Alternativtherapien

Bei malignem Befund

- Brusterhaltende Therapie [BET] (BEO + postoperativer Bestrahlung)
- Ablatio mammae/Mastektomie

Operation

Vorbereitung

- Wärmematte unter dem Patientenkörper zur Vermeidung einer Hypothermie
- NE auf ipsilateralem Oberschenkel
- Hautdesinfektion der zu operierenden Brust von Jugulum bis supraumbilical und vom Mamillenrand der kontralateralen Brust bis über die ipsilateralen Rippen und Oberarm, samt Axilla

Patientenpositionierung

- Rückenposition mit leicht erhöhtem Oberkörper und beiden Armen abduziert
- Bei axillärer Lymphonodektomie muss der ipsilaterale Arm 90° abduziert werden

Spezielle Instrumente und Materialien

- Bipolare Schere
- Gamma-Sonde mit sterilem Überzug (nur bei malignem Befund)
- Sogdrainage, z. B. Redon
- Markierungsclips (Markierung Tumorbett für ggf. folgende Bestrahlung)
- Ggf. Drahtschere zum präoperativen Kürzen des Markierungsdrahts (Cave: nicht auf Hautniveau!)
- Korkplatte mit Nadeln für Tumorresektat
- Passendes Histologiegefäß mit Formalin für das Tumorresektat (Achtung: Platte) und ggf. entnommene Lymphknoten
- Elastische Binden für zirkulären Druckverband

Schnittführung

- Hautschnitt erfolgt je nach Lage des Tumorbefundes:
  - Periareolärer Bogenschnitt (entlang des Warzenvorhofs)
  - Bogenförmige Inzision entlang der Hautspannungslinien über dem Tumorareal
  - Submammärer Bogenschnitt (entlang der Unterbrustfalte)
- **Bei malignem Befund:** zusätzliche axilläre Lymphonodektomie, Extraschnitt axillär, parallel zum Außenrand des M. pectoralis major

Wundverschluss

- Zählkontrolle
- Schichtweiser Wundverschluss
- Steristrips und zirkulärer Druckverband

Nachbereitung

- Zählkontrolle aller Verbandstoffe, Instrumente und Nadeln im Vieraugenprinzip

Besondere Informationen/ Komplikationen/ Hinweise zur Anästhesie

- Perioperative Komplikationen:
  - Nachblutungen
  - Nahtinsuffizienzen
  - Nervenplexusverletzungen bei axillärer Lymphonodektomie
  - Rezidivtumor
- Zur Orientierung und Nachvollziehbarkeit durch den Pathologen wird das Präparat entweder z. B. auf 6 Uhr und 12 Uhr mit einem Faden markiert oder seiner intrakorporalen Lage entsprechend z. B. auf eine Korkplatte mit Brustaufdruck gepinnt
- Frauen leiden zwei- bis dreimal häufiger als Männer an PONV, Narkoseführung daher oft in TIVA mit Propofol
- Bei mehreren Befunden oder zeitgleicher Reduktion der kontralateralen Brust unbedingt doppelte Instrumentenausstattung und mind. Handschuhwechsel zur Vermeidung einer Tumorzellverschleppung

Vaginale Plastik, vordere/hintere (Kolporrhaphia anterior/posterior)

Chirurgische Behebung einer Harninkontinenz und/oder eines Vorfalls anatomischer Strukturen des Beckenbodens in die Vagina oder darüber hinaus durch Wiederherstellung bzw. Unterstützung der geschädigten Beckenbodenbandstrukturen

Indikation

- Belastungsinkontinenz
- Descensus (Vorfall anatomischer Strukturen des Beckenbodens aufgrund von Beckenbodengewebeschwächen)

Symptome

- Belastungsinkontinenz: unwillkürlicher Urinverlust bei Belastungen wie Drucksteigerungen im Bauchraum, z. B. Husten, Treppensteigen, Heben schwerer Lasten
- Descensus: Vorverlagerung von Anteilen, z. B. der Blase, des Uterus und/oder des Rektums in die Vagina oder darüber hinaus

Diagnostik

- Anamnese
- Klinische Untersuchung
- Kolposkopie

Interventionelle Alternativtherapien

Bei Belastungsinkontinenz:
- Operation nach Burch
- ➢ Tension-free Vaginal Tape [TVT]

Bei Descensus:
- Sakrospinale Fixation nach Amreich-Richter
- Implantation eines Netzes anstelle eines einfachen Bandes wie bei TVT

Operation

Vorbereitung
- Hautdesinfektion des Unterbauchs von subumbilikal bis zur Symphyse und innenseitig obere Hälfte der Oberschenkel sowie Schleimhautdesinfektion der Vagina (mit äußeren und inneren Schamlippen) bis zum Anus, sowie des Vaginalkanals bis zum Muttermund, inkl. des Vorfalls
- Wärmematte unter dem Patientenkörper, Umwickeln der Unterschenkel zur Vermeidung einer Hypothermie
- NE auf Oberschenkel

Patientenpositionierung
- Hohe Steinschnittposition mit beiden Armen abduziert

Spezielle Instrumente und Materialien

- Dauerkatheter mit Beutel und Blockung
- Vaginalspekula (vorderes und hinteres Blatt), Selbsthaltespekula, Breisky-Spekula
- Skalpell, Pinzetten, Scheren, Klemmen (z. B. Allis), Nadelhalter
- Nahtmaterial
- Sauger

Schnittführung

- Hintere Plastik: Vaginalhautinzision (Kolpotomie) entlang des Defektes bis zum Ende bzw. Damm
- Vordere Plastik: Kolpotomie bis ca. 1–2 cm vor die Harnröhrenmündung

Wundverschluss

- Zählkontrolle
- Wundverschluss beider Kolpotomien
- Vaginale Tamponade und Vorlage

Nachbereitung

- Zählkontrolle aller Verbandstoffe, Instrumente und Nadeln im Vieraugenprinzip

Besondere Informationen/ Komplikationen/ Hinweise zur Anästhesie

- Perioperative Komplikationen:
  - Nachblutungen
  - Rezidivdescensus
  - Schädigung des N. ischiadicus oder N. peroneus durch fehlerhafte Steinschnittposition
- Frauen leiden zwei- bis dreimal häufiger als Männer an PONV, Narkoseführung daher oft in TIVA mit Propofol
- Unbedingte Wahrung der Intimsphäre bei Interventionen am Genitalbereich. Dies gilt gerade bei wachen Patientinnen, aber nicht ausschließlich!

Vulvektomie mit oder ohne inguinaler Sentinellymphonodektomie

Chirurgische Entfernung von meist bösartigen (malignen) Veränderung des Vaginalgewebes und bei bösartigem Befund auch der sog. Wächter(Sentinel) lymphknoten aus der Leiste

Indikation

- Ausgedehnte Präkanzerosen (ohne Sentinelknotenentfernung)
- Vulvakarzinom (mit Sentinelknotenentfernung)

Symptome

- Vaginaler Ausfluss
- Vaginale Blutungen
- Schmerzen beim Geschlechtsverkehr

Diagnostik

- Anamnese
- Klinische Untersuchung
- Kolposkopie
- Knipsbiopsie
- Narkoseuntersuchung (gynäkologische, klinische bimanuelle Palpation)

Interventionelle Alternativtherapien

- Bei größerem und/oder metastasierendem Befund: Kolpektomie + ➤ Hysterektomie

Operation

Vorbereitung

- Hautdesinfektion des Unterbauchs von subumbilikal bis zur Symphyse und innenseitig obere Hälfte der Oberschenkel sowie Schleimhautdesinfektion der Vagina (mit äußeren und inneren Schamlippen) bis zum Anus, sowie des Vaginalkanals bis zum Muttermund, inkl. des Vorfalls
- Wärmematte unter dem Patientenkörper, Umwickeln der Unterschenkel zur Vermeidung einer Hypothermie
- NE auf Oberschenkel

Patientenpositionierung

- Hohe Steinschnittposition mit beiden Armen abduziert

Spezielle Instrumente und Materialien

- Dauerkatheter mit Beutel und Blockung
- Vaginalspekula (vorderes und hinteres Blatt), Selbsthaltespekula, Breisky-Spekula
- Klemmen (z. B. Overholt, Wertheim, Kocher)
- Sogdrainage, z. B. Redon
- Gammasonde mit sterilem Überzug für den Sondenkopf (nur bei malignem Befund)

- Passendes Histologiegefäß mit Formalin für das Tumorresektat und ggf. entnommene Lymphknoten

Schnittführung

- Vulvektomie: Vaginalhautinzision (Kolpotomie) um den Befund im gesunden Gewebe
- Sentinellymphonodektomie: Hautinzision in der Leiste quer zum Lig. pectineum

Wundverschluss

- Zählkontrolle
- Wundverschluss beider Inzisionen, ggf. mit Verschiebelappenplastik bei Vulvektomie
- Vaginale Vorlage

Nachbereitung

- Zählkontrolle aller Verbandstoffe, Instrumente und Nadeln im Vieraugenprinzip

Besondere Informationen/ Komplikationen/ Hinweise zur Anästhesie

- Perioperative Komplikationen:
  - Nachblutungen
  - Rezidivtumoren
  - Harninkontinenz
  - Schädigung des N. ischiadicus oder N. peroneus durch fehlerhafte Steinschnittposition
- Frauen leiden zwei- bis dreimal häufiger als Männer an PONV, Narkoseführung daher oft in TIVA mit Propofol oder in Spinalanästhesie
- Unbedingte Wahrung der Intimsphäre bei Interventionen am Genitalbereich. Dies gilt gerade bei wachen Patientinnen, aber nicht ausschließlich!

Hals-Nasen-Ohren-Heilkunde [HNO]

Adenotomie [AT]

Chirurgische Abtragung von adenoiden Wucherungen der Tonsilla pharyngea (Rachenmandel), primär im Kindesalter

Indikation

- Adenoidhyperplasie

Symptome

- Verlegte Nasenatmung, chronische Mundatmung mit Schnarchen
- Übermäßige Schleimabsonderung aus der Nase und in den Rachenraum
- Tubenbelüftungsstörungen mit Schwerhörigkeit und Paukenerguss bis Mittelohrentzündung (Otitis media)
- Sprachentwicklungsstörung

Diagnostik

- Anamnese
- Posteriore Rhinoskopie
- Palpation des Rachenraums

Interventionelle Alternativtherapien

- Adenektomie (bei tumoröser Veränderung)

Operation

Vorbereitung
- Keine Hautdesinfektion im Mundraum
- Wärmedecke auf dem Patientenkörper zur Vermeidung einer Hypothermie
- Augen zukleben mit Transpore

Patientenpositionierung
- Rückenposition mit reklinierten Kopf in beweglicher Kopfschale sowie ein Arm abduziert und der andere adduziert

Spezielle Instrumente und Materialien
- Stirnkranz und Kaltlichtquelle
- Mundsperrer mit Zungenspatel
- Ringmesser nach Beckmann
- Bipolare Pinzette, Zahnarztspiegel
- Kleiner Absaugkatheter zur Velotraktion

Schnittführung
- Abtragen der Adenoide durch den Mundraum mit den Ringmessern nach Beckmann

Wundverschluss
- Kontrolle auf Bluttrockenheit

Nachbereitung
- Zählkontrolle aller Verbandstoffe, Instrumente und ggf. Nadeln im Vieraugenprinzip
- Säuberung des Patientengesichtes

Besondere Informationen/ Komplikationen/ Hinweise zur Anästhesie

- Perioperative Komplikationen: positionsbedingte Nackenschmerzen, Verletzungen im Mundraum, Nachblutungen
- Bei gleichzeitigem Vorliegen eines Paukenergusses bis hin zur Otitis media erfolgt dieser Eingriff in Kombination mit einer ➤ Parazentese

Infundibulotomie bis Sphenoethmoidektomie

Infundibulotomie (partielle Ethmoidektomie): endonasale Erweiterung des Infundibulum ethomidale (vorderer Abschnitt des Os ethmoidale (Siebbeins)) zur Belüftung und Drainage der nachgeordneten Nasennebenhöhlen [NNH] (Siebbeinzellen, Stirn- und Kieferhöhle)
Komplette Sphenoethmoidektomie (Pansinusoperation): Ausräumung der Siebbeinzellen anterior und posterior einschließlich der Keilbeinhöhle, der Kieferhöhle und des Zugangs zur Stirnhöhle von endonasal innerhalb der anatomischen Grenzen

Indikation

Infundibulotomie
- Akute, akut rezidivierende und chronische Nasennebenhöhlenentzündungen ohne erhebliche Schleimhautveränderung
- Mukozelen (Schleimansammlung im Gewebe, hier in den NNH)

Sphenoethmoidektomie
- Akute und chronische Sinusitis
- Orbitale Komplikationen einer Sinusitis
- Intrakranielle Komplikationen einer Sinusitis
- Entlastung von Muko-, Pyo- oder Pneumatozelen
- Ausgedehnte Siebbeinfraktur, Rhinobasisfraktur und/oder N.-opticus-Dekompression
- Benigne Tumore der NNH
- Zugang zur Orbita

Symptome

Akute Sinusitis
- Kopfschmerzen, Lokalisation abhängig von betroffener NNH:
  - **Sinusitis maxillaris:** starke, pochende Schmerzen im Bereich der Kieferhöhle und angrenzendem Mittelgesicht, verstärkt beim Bücken
  - **Sinusitis frontalis:** Schmerzen in der Stirnregion, ausstrahlend in die inneren Augenwinkel
  - **Sinusitis ethmoidalis:** Druckschmerz im Bereich der Nasenwurzel
  - **Sinusitis sphenoidalis:** uncharakteristische Schmerzen von der Mitte bis zum Hinterkopf
- Druckschmerz auf die entzündete NNH
- Müdigkeit
- Abgeschlagenheit
- Ablauf von Eiter über die Choanen (hintere Öffnungen der Nasenhöhlen)

Chronische eitrige Sinusitis/benigne Tumore
- Eitriger Sekretabfluss aus der Nase
- Mäßig verdickte, oft fibröse NNH-Schleimhaut
- Kopfschmerzen
- Häufig einseitiger Schnupfen
- Einseitige Schwellung der Muschel und der Schleimhaut im Bereich des mittleren Nasengangs

Chronisch serös-polypöse Sinusitis
- Schleimiger Sekretabfluss aus der Nase
- Ausgedehnte, gestielte Polypen
- Dumpfe Kopfschmerzen
- Verstopfte bis völlig verlegte Nase
- Geschlossenes Näseln beim Sprechen
- Hyposmie bis Anosmie

Muko-, Pyo-, Pneumatoozele
- Kopfschmerzen, Lokalisation abhängig von betroffener NNH

Frakturen der NNH
- Epistaxis (Nasenbluten), Hämatomausbildung, Druckschmerz, Schwellungen
- Sensibilitätsstörungen im Gesicht

Diagnostik

- Anamnese
- Palpation
- Anteriore/posteriore Rhinoskopie
- Sinuskopie
- Diaphanoskopie (Lichtdurchleuchtung der Kieferhöhlen)
- Röntgenaufnahme der Nasennebenhöhlen
- CT oder MRT
- Sonografie

Interventionelle Alternativtherapien

- Transfaziale Siebbeinoperation
- Bei Polypenbefund: ergänzend > Septumplastik mit Konchotomie möglich

Operation

- Sowohl die Infundibulotomie als auch die Sphenoethmoidektomie können entweder **endoskopisch** oder **endoskopisch-mikroskopisch** erfolgen

Vorbereitung
- Augen zukleben mit Augengel und Transpore
- *Farblose* Hautdesinfektion des Gesichtes, von Haaransatz bis Kinn und Reinigen des Vestibulum nasi mit Alkohol
- Wärmedecke auf dem Patientenkörper zur Vermeidung einer Hypothermie
- Einlage von in abschwellenden Nasentropfen (Xylometalozin) getränkten Spitztupfern nach der Hautdesinfektion
- Der Operateur sitzt oder steht rechts oder links vom Patienten, während die instrumentierende Kraft auf der kontralateralen Seite sitzt oder steht

Patientenpositionierung
- **Endoskopisch:** Rückenposition mit leicht rekliniertem Kopf in beweglicher Kopfschale und Oberkörper circa 20° angehoben sowie ein Arm abduziert und der andere adduziert
- **Endoskopisch-mikroskopisch:** Rückenposition mit leicht abgesenktem Kopf. Der Operateur sitzt hier seitlich unterhalb des Kopfes

Spezielle Instrumente und Materialien
- Videoturm
- Ggf. Mikroskop (200er Optik)
- HF-Gerät mit Fußschalter
- Spitztupfer
- Xylometalozin
- Nasenzange nach Blakesley 0° und 90°
- Siebbeinstanzen
- Staboptiken 0° oder 25°
- Knochenstanzen
- Küretten
- Scharfes Raspatorium nach Freer
- Große Tamponade mit Diprogenta (Antibiotikum)
- Ggf. Histologiegefäße mit Formalin in passender Größe und ausreichender Menge

Schnittführung

- Endonasaler Zugang mit der Optik und halbmondförmiges, konvexbogiges Umschneiden des Processus uncinatus über den mittleren Nasengang
- Zur Eröffnung der hinteren Siebbeinzellen (nur bei Sphenoethmoidektomie), wird die Grundlamelle der mittleren Muschel im frontalen Verlauf (ca. 3–4 mm oberhalb des dorsalen Drittels) perforiert

Wundverschluss

- Kontrolle auf Bluttrockenheit
- Zählkontrolle
- Nasentamponade

Nachbereitung

- Zählkontrolle aller Verbandstoffe, Instrumente und Nadeln im Vieraugenprinzip

Besondere Informationen/ Komplikationen/ Hinweise zur Anästhesie

- Im Gesicht wird stets farblos desinfiziert, um den Patienten eine längerfristige Verfärbung des Gesichts zu ersparen und um die postoperative Beurteilung der Gesichtshaut nicht zu beeinträchtigen
- Ein Einlaufen des Desinfektionsmittels in Mund und/oder die Augen ist unbedingt zu vermeiden
- Perioperative Komplikationen:
  - Hirnabszess (epidural o. subdural), Meningitis
  - Sinusvenenthrombose
  - Lidödem, Knochenentzündung der Augenhöhle
  - Oberkieferosteomyelitis
- Die Infiltration des Schnittbereichs mit einem Vasokonstringens senkt die Blutungsbereitschaft und macht das Operationsgebiet übersichtlicher
- Wichtigster Therapieansatz einer Sinusoperation ist es, den Sekretabfluss aus den NNH zu ermöglichen

Laryngektomie

Vollständige chirurgische Entfernung des Kehlkopfes zwischen Zungengrund und Trachea. Dies geschieht unter Mitnahme angrenzender Teile von Zunge, Pharynx, Trachea oder Schilddrüse, wenn erforderlich. Bei Karzinombefund kann zusätzlich eine einseitige oder beidseitige ➤ Neck-Dissection *erfolgen*

Indikation

- Ausgedehnte Larynxkarzinome, wie:
  - Ausgedehnte supraglottische Karzinome mit Ausdehnung auf die Glottis
  - Glottische Karzinome mit Befall des Aryknorpels beidseits
  - Ausgedehnter beidseitiger Tumorbefall mit Unbeweglichkeit oder eingeschränkter Beweglichkeit der Stimmbänder
- Hypopharynxkarzinome mit Einbruch in das Larynxskelett und Aryknorpelbefall
- Rezidivtumore nach vorangegangener Teilresektion oder erfolgloser Strahlentherapie bzw. Radio(chemo)therapie
- Schwerste Kehlkopftraumata mit fehlgeschlagenem Rekonstruktionsversuch

Symptome

Supraglottisches Karzinom
- Anfangs uncharakteristisches Druckgefühl im Kehlkopf
- Später raue Stimme
- Spätere Heiserkeit, erst bei Übergriff auf die Stimmbänder
- Schluckstörung bei Übergriff auf den Oropharynx

Glottisches Karzinom
- Heiserkeit, später Luftnot

Hypopharynxkarzinom
- Geringe Schluckbeschwerden
- Stiche zum Ohr
- Verschlucken
- Fremdkörpergefühl
- Heiserkeit erst sehr spät

Kehlkopftraumata
- Hämatome im Halsbereich
- Ödem in den Kehlkopfweichteilen
- Akute Atemnot

MERKE
Bei Heiserkeit, die über 3–4 Wochen andauert, besteht Karzinomverdacht. Abklärung durch Laryngoskopie und Probeexzision.

Diagnostik

- Anamnese
- Biopsieentnahme
- Lupen- und Mikrolaryngoskopie
- Hypopharyngoösophagoskopie
- Sonografie der zervikofazialen Lymphknoten
- Hals- und Thorax-CT

Interventionelle Alternativtherapien

Verschiedene Formen der Teilresektion je nach Befundausdehnung

- Transorale Kehlkopfteilresektionen – Laserchirurgie
- Chordektomie nach Thyreotomie
- Frontolaterale Kehlkopfteilresektion nach Le Roux-Robert
- Kehlkopfteilexstirpation nach Hautant
- Klassische Halbseitenexstirpation nach Gluck-Soerensen
- Horizontale Kehlkopfteilresektion
- Suprakrikoidale partielle Laryngektomie mit Krikohyoidopexie [CHP]
- Suprakrikoidale partielle Laryngektomie mit Krikohyoidoepiglottopexie [CHEP]

Operation

Vorbereitung

- Hautdesinfektion des Halses von den Mamillen bis zur Unterlippe, seitlich bis zur vorderen Axillarlinie
- Wärmedecke auf dem Patientenkörper zur Vermeidung einer Hypothermie
- Augen zukleben mit Augengel und Transpore

Patientenpositionierung

- Rückenposition mit rekliniertem Kopf in beweglicher Kopfschale sowie ein Arm abduziert und der andere adduziert

Spezielle Instrumente und Materialien

- Gefäßzügel und -ligaturen
- 2 PVC-Drainagen mit Sog, z. B. Redon
- Trachealkanülen in verschiedenen Größen
- Passendes Histologiegefäß mit Formalin für das Tumorresektat sowie weiterer Präparate und ggf. entnommene Lymphknoten

Schnittführung

- U-förmiger Lappenquerschnitt unterhalb des Ringknorpels von Unterkieferwinkel bis Unterkieferwinkel
- Bei zusätzlicher Neck-Dissection: Erweiterung auf der jeweiligen Seite bis zur Mastoidspitze und vom unteren Wundwinkel weg auf die Klavikulamitte

Wundverschluss

- Kontrolle auf Bluttrockenheit
- Zählkontrolle
- Schichtweiser Wundverschluss (Platysma, ggf. subkutan, Haut)
- Leichter Kompressionsverband

Nachbereitung

- Zählkontrolle aller Verbandstoffe, Instrumente und Nadeln im Vieraugenprinzip

Besondere Informationen/ Komplikationen/ Hinweise zur Anästhesie

- Perioperative Komplikationen:
  - Positionsbedingte Nackenschmerzen
  - Verletzung des Ösophagus
  - Nachblutungen
  - Schädigungen der Hirnnerven IX–XII sowie des Plexus brachialis möglich
  - Schluckstörung, Stimmverlust, Luftnot
  - Luftröhrenentzündung, Verengung der Luftröhre, des Luftröhrenschnittes
  - Nichtanwachsen des Hautlappens sowie der Luftröhrenöffnung
  - Schleimhautverletzung, Brustmittelraumentzündung
- Durch die Nähe des Operationsfelds zu den oberen Atemwegen kommt es häufig zu einer Konkurrenz zwischen Operateur und Anästhesie, daher ist hier eine enge Kooperation erforderlich. Es kommen oft Spezialtuben zum Einsatz

- Der Eingriff startet i. d. R. mit einer transoralen Intubation, nach Absetzen des Larynx erfolgt ein Umintubieren in den Trachealstumpf
- Bei tumorbedingter schwieriger Intubation empfiehlt sich die Verwendung eines dünnen Tubus und ggf. Notfallendoskopie

Neck-Dissection [ND]

Chirurgische Entfernung der Halslymphknoten und angrenzender nichtlymphatischer Strukturen. Dieser Eingriff kann einseitig oder beidseits erfolgen, in einer oder zwei Sitzungen. In der Regel geschieht die Neck-Dissection in Kombination mit anderen karzinombedingten Eingriffen, wie ➤ Laryngektomie, ➤ Parotidektomie *oder* ➤ Thyreoidektomie

Indikation

- Lymphknotenmetastasen bei bekanntem/unbekanntem Primärtumor im Kopf-/Halsbereich, die durch unterschiedliche Varianten der Neck-Dissection ausgeräumt werden:
  - N3-Metastase oder nichtlymphatische Strukturen infiltrierende Metastasen *(radikale Neck-Dissection/erweiterte radikale Neck-Dissection)*
  - Klinisch nachgewiesene Hals-Lymphknotenmetastasen *(modifiziert radikale Neck-Dissection)*
  - Verdacht des Lymphknotenbefalls *(selektive Neck-Dissection)*

Symptome

- Siehe primäre Karzinomerkrankung
- Geschwollene Halslymphknoten

Diagnostik

- Anamnese
- Biopsieentnahme
- Sonografie der zervikofazialen Lymphknoten
- Hals- und Thorax-CT

Interventionelle Alternativtherapien

Verschiedene Formen der Neck-Dissection, in Abhängigkeit vom Resektionsausmaß

- Radikale Neck-Dissection [RND] *(kurative Neck-Dissection):*
  - Resektion der Lymphknoten der Level I–V inklusive des N. accessorius, der V. jugularis interna und des M. sternocleidomastoideus
- Modifiziert radikale Neck-Dissection [mRND] *(kurative Neck-Dissection):*
  - Ausräumen der Lymphknotenlevel I–V und Erhalt einer oder mehrerer nichtlymphatischer Strukturen (siehe RND)
- Selektive Neck-Dissection [SND] *(elektive Neck-Dissection):*
  - Resektion der ein Karzinom im Bereich der oberen Luft- und Speisewege hauptsächlich drainierenden Lymphknotenlevel (z. B. Level I-III, I-IV, II-IV oder II-V)
- Sonderform: *erweiterte radikale Neck-Dissection:*
  - Wie radikale Neck-Dissection plus weitere Lymphknotengruppen und/oder nichtlymphatische Strukturen, wie A. carotis externa, N. hypoglossus, N. vagus oder paravertebrale Muskulatur

Operation

Regionsabgrenzung der Halslymphknoten nach dem Committee for Neck Dissection Classification der American Head and Neck Society

- Submentale Gruppe (Level IA)
- Submandibuläre Gruppe (Level IB)
- Kraniojuguläre Gruppe (Level II):
  - Level IIA = lymphknotenhaltiges Fettgewebe oberhalb des N. accessorius
  - Level IIB = lymphknotenhaltiges Fettgewebe unterhalb des N. accessorius
- Mediojuguläre Gruppe (Level III)
- Kaudojuguläre Gruppe (Level IV)
- Hinteres Dreieck (Level V):
  - Level VA = lymphknotenhaltiges Fettgewebe oberhalb des Ringknorpels
  - Level VB = lymphknotenhaltiges Fettgewebe unterhalb des Ringknorpels
- Vorderes Kompartement (Level VI)

Von der Klassifikation nicht erfasst sind u. a.

- Retroaurikuläre Lymphknoten
- Subokzipitale Lymphknoten
- Parotideale Lymphknoten
- Retropharyngeale Lymphknoten

Vorbereitung

- Hautdesinfektion des Halses (einseitig oder beidseits) von den Mamillen bis zur Unterlippe, seitlich bis zur vorderen Axillarlinie
- Wärmedecke auf dem Patientenkörper zur Vermeidung einer Hypothermie
- Augen zukleben mit Augengel und Transpore

Patientenpositionierung

- Rückenposition mit rekliniertem Kopf in beweglicher Kopfschale beide Arme abduziert
- Bei einseitiger OP erfolgt eine Reklination kontralateral zum OP-Gebiet

Spezielle Instrumente und Materialien

- Je nach Primär-OP
- Bipolare Schere
- Atraumatische Klemmchen
- Gefäßzügel und -ligaturen
- Steriler Stift
- 1–2 PVC-Drainagen mit Sog, z. B. Redon
- Passendes Histologiegefäß mit Formalin für entnommene Lymphknotenpakete

Schnittführung

- Bogenförmige Hautinzision, beginnend an der Mastoidspitze entlang der Vorderkante des M. trapezius bis 2 Finger oberhalb der Klavikula, weiterhin bogenförmige Schnittführung Richtung Sternum bis zur Mittellinie des Halses
- Bei beidseitiger OP gleiches Vorgehen auf der Gegenseite

Wundverschluss

- Kontrolle auf Bluttrockenheit
- Zählkontrolle
- Schichtweiser Wundverschluss (Platysma, ggf. Subkutan, Haut)
- Leichter Kompressionsverband

Nachbereitung

- Zählkontrolle aller Verbandstoffe, Instrumente und Nadeln im Vieraugenprinzip

Besondere Informationen/ Komplikationen/ Hinweise zur Anästhesie

- Perioperative Komplikationen:
  - Positionsbedingte Nackenschmerzen
  - Nachblutungen durch Verletzung der A. carotis communis oder interna bzw. A. subclavia
  - **Schädigung von Nerven und Nervenstrukturen:**
    - Ramus marginalis mandibulae: Schiefstellung des Mundes mit hängendem Mundwinkel
    - N. hypoglossus: Bewegungseinschränkung der Zunge
    - N. phrenicus: Hochstand des Zwerchfells mit Einschränkung der Lungenausdehnung
    - N. accessorius: Bewegungseinschränkung des Armes über die Horizontale
    - P. brachialis: Lähmungserscheinungen im Bereich des Armes und der Hand
  - Persistierende Sekretion von Lymphflüssigkeit
  - Lymphödem
  - Verletzung der Pleurakuppel mit Pneumothorax und Pneumomediastinum
- Eine radikale Neck-Dissection erfolgt nie zeitgleich beidseits, um die Belastung für den Patienten aufgrund der Resektion der nichtlymphatischen Strukturen so gering wie möglich zu halten. Eine Kombination mit einer funktionellen Neck-Dissection ist jedoch möglich

Parazentese [PC]

Therapeutische Eröffnung der Membrana tympanii (Trommelfell), meist im Kindesalter

Indikation

- Paukenerguss
- Akute Otitis media bis hin zu Mastoiditis

Symptome

- Abgeschlagenheit, Fieber, Kopfschmerzen
- Starke, pulsierende Ohrenschmerzen
- Schallleitungsschwerhörigkeit
- Gerötetes, vorgewölbtes Trommelfell

Diagnostik

- Anamnese
- Hörtest nach Weber-Rinne (bei schwerem Krankheitsverlauf)
- Ggf. Röntgen (Ausschluss Mastoiditis)

Interventionelle Alternativtherapien

- Keine

Operation

Vorbereitung

- Keine Hautdesinfektion im Ohr
- Wärmedecke auf dem Patientenkörper zur Vermeidung einer Hypothermie
- Augen zukleben mit Transpore

Patientenpositionierung

- Rückenposition mit Kopf zur kontralateralen Seite in beweglicher Kopfschale sowie ein Arm abduziert und der andere adduziert

Spezielle Instrumente und Materialien

- Mikroskop (200er Optik)
- Parazentesemesser/-nadel
- Ohrkürette, -trichter und -sauger
- Evtl. Paukenröhrchen oder T-Tube
- T-Tube Applikator (bei Bedarf)
- Wenn OP in LA: Watte mit Xylocain getränkt und 5 ml Spritze + Kanüle

Schnittführung

- Eröffnung des Trommelfells im unteren vorderen Quadranten über endomeatal

Wundverschluss

- Kontrolle auf Bluttrockenheit

Nachbereitung

- Zählkontrolle aller Verbandstoffe, Instrumente und ggf. Nadeln im Vieraugenprinzip

Besondere Informationen/ Komplikationen/ Hinweise zur Anästhesie

- Perioperative Komplikationen: Verletzungen im Gehörgang
- Bei gleichzeitiger Adenoidhyperplasie erfolgt zusätzlich eine ➤ Adenotomie, in diesem Fall: 1. Adenotomie, 2. Parazentese
- Eingriff sowohl in LA als auch in Vollnarkose (TIVA) möglich
- Standard-Paukenröhrchen werden nach 9–12 Monaten spontan abgestoßen, T-Tubes wiederum verbleiben bis sie entfernt werden

Parotidektomie

Chirurgische Entfernung von Teilen oder der gesamten Glandula parotidea/parotis (Ohrspeicheldrüse) einer Seite. In der Regel wird hierbei der Erhalt des N. facialis, welcher durch die Speicheldrüse läuft, angestrebt (siehe auch Varianten). Bei metastasierendem Karzinombefund kann ergänzend eine ➤ Neck-Dissection *erfolgen*

Indikation

- Benigne Tumore (laterale oder subtotale Parotidektomie), z. B.:
  - Monomorphes Adenom, pleomorphes Adenom, Kystadenolymphom oder Lymphangiom
- Sialolithiasis der Drüse (Steinleiden) bei Versagen konservativer Verfahren (laterale Parotidektomie)
- Ausgedehnte Verletzungen der Drüse ohne Rekonstruktionsoption (laterale Parotidektomie)
- Chronisch rezidivierende, konservativ nicht beherrschbare Parotitiden (subtotale Parotidektomie)
- Sjögren-Syndrom, bei Verdacht auf das Vorliegen eines Non-Hodgkin-Lymphoms (subtotale Parotidektomie)
- Maligne Tumore (totale Parotidektomie, evtl. plus Neck-Dissection):
  - Low-Grade-Azinuszellkarzinome und -Mukoepidermoidkarzinome
  - Maligne Mischtumoren
  - T2 Adeno- und Plattenepithelkarzinome ohne Fazialisbeteiligung
- Maligne Tumore (radikale Parotidektomie), z. B.:
  - Ausgedehnte T3- und T4-Parotismalignome bzw. Tumoren mit Befall des N. facialis
  - Adenoid-zystische Karzinome
  - Infiltrierend wachsende Adenokarzinome
  - mit bereits präoperativer Fazialisparese

Symptome

- Schleimhautveränderung in der Mundhöhle mit oder ohne Schwellungskomponente

Benigne Tumore

- Schmerzlose Schwellung vor dem äußeren Ohr auf Höhe der Glandula parotidea

Maligne Tumore

- Schmerzhafte Schwellung der Glandula parotidea
- Verminderte bis ausgefallene Kontraktion der ipsilateralen mimischen Muskulatur

Diagnostik

- Anamnese
- Inspektion und extraorale Palpation

Bei Verdacht auf Malignität
- Feinnadelbiopsie
- Sonografie der Glandula parotidea und der zervikalen Lymphknoten
- Hals- und Thorax-CT
- Kontrastmittel-MRT

Interventionelle Alternativtherapien

Verschiedene Formen der Parotidektomie je nach Befund
- **Laterale Parotidektomie:** Entfernung der laterofazialen Drüsenanteile unter Erhalt des N. facialis und ohne Aufspalten des Parotisaußenlappens
- **Subtotale bis totale Parotidektomie:**
  - (Subtotal): Entfernungen wie laterale Parotidektomie, zusätzlich Entfernung des medial gelegenen Parotisgewebes
  - (Total): wie subtotal, zusätzlich Entfernung des gesamten tiefen Parotisgewebes
- **Radikale Parotidektomie:** Entfernung der gesamten Glandula mit Resektion infiltrierter Anteile des N. facialis. I. d. R. in Kombination mit einer Neck-Dissection

Operation

Vorbereitung
- Augen zukleben mit Augengel und Transpore
- Ipsilateralen Gehörgang sowie Mund und Nasenloch z. B. mit Tupfern bedecken
- *Farblose* Hautdesinfektion der ipsilateralen Gesichtshälfte von Haaransatz bis Clavicula und ggf. Erweiterung bis zur Mamille, falls zusätzlich eine Neck-Dissection geplant ist
- Wärmedecke auf dem Patientenkörper zur Vermeidung einer Hypothermie

Patientenpositionierung
- Rückenposition mit rekliniertem Kopf in beweglicher Kopfschale zur kontralateralen Seite gedreht sowie ein Arm abduziert und der andere adduziert

Spezielle Instrumente und Materialien
- Lupenbrille oder Operationsmikroskop mit sterilem Mikroskopbezug
- Ggf. Fazialismonitoring und Elektroden für Nervenmonitoring
- Bipolare Schere
- Steriler Stift
- Gefäßzügel und -ligaturen
- 1 PVC-Drainagen mit Sog, z. B. Redon
- Passendes Histologiegefäß mit Formalin für das Parotisresektat sowie weiterer Präparate und ggf. entnommene Lymphknoten aus der Neck-Dissection

Schnittführung
- S-förmiger Schnitt vom Tragus unter dem Ohrläppchen bis zum oberen Ansatz des M. sternocleidomastoideus
- Bei Neck-Dissection-Erweiterung auf die Klavikulamitte

Wundverschluss
- Kontrolle auf Bluttrockenheit
- Zählkontrolle
- Schichtweiser Wundverschluss (Faszie, ggf. subkutan, Haut)
- Leichter Kompressionsverband

Nachbereitung
- Zählkontrolle aller Verbandstoffe, Instrumente und Nadeln im Vieraugenprinzip

Besondere Informationen/ Komplikationen/ Hinweise zur Anästhesie

- Im Gesicht wird stets farblos desinfiziert, um den Patienten eine längerfristige Verfärbung des Gesichts zu ersparen und um die postoperative Beurteilung der Gesichtshaut nicht zu beeinträchtigen
- Ein Einlaufen des Desinfektionsmittels in Körperöffnungen und/oder die Augen ist unbedingt zu vermeiden, durch Zukleben der Augen sowie Bedecken des Gehörgangs, des Munds und der Nasenlöcher mit Verbandsstoff
- Perioperative Komplikationen:
  - Positionsbedingte Nackenschmerzen
  - Speichelfistel
  - Nachblutung aufgrund von Verletzung der A. carotis interna
  - Kiefergelenksstörungen
  - Ungewollte Verletzung des N. facialis mit Ausfallerscheinungen bei Sekretion der Glandula und/oder der mimischen Muskulatur
  - Sensibilitätsstörungen im 2. und 3. Trigeminusast
  - Zusätzlich Folgen einer Neck-Dissection
- Die Infiltration des Schnittbereichs mit einem Vasokonstringens senkt die Blutungsbereitschaft und macht das Operationsgebiet übersichtlicher

Septumplastik nach Cottle

Chirurgische Korrektur des knorpeligen Anteils der Nasenscheidewand (Septum). Der Eingriff kann auch in Kombination mit einer Korrektur der Struktur der äußeren Nase einhergehen (Septo-Rhinoplastik) oder mit einem Abtragen der Nasenmuscheln (Konchotomie) erfolgen

Indikation

- Septumdeviation (Krümmung der Nasenscheidewand)
- Septumfrakturen oder deren Folgen
- Septumrekonstruktion bei Sattelnase
- Verbesserung des Zugangs bei z. B. Nasennebenhöhlenoperationen

Symptome

- Behinderte Nasenatmung, Schnarchen
- Riechstörungen
- Kopfschmerzen
- Rezidivierende Rhinitis und Sinusitis, die schlecht abheilt
- Trockener Rachen durch häufiges Mundatmen
- Vasomotorische Muschelschwellung durch langjährige Luftdurchgängigkeitsstörung (Septumplastik plus Konchotomie)

Diagnostik

- Anamnese
- Naseninspektion

Interventionelle Alternativtherapien

- Submuköse Septumresektion nach Killian
- Septo-Rhinoplastik

Operation

Vorbereitung

- Augen zukleben mit Augengel und Transpore
- *Farblose* Hautdesinfektion des Gesichtes von Haaransatz bis Kinn und Reinigen des Vestibulum nasi mit Alkohol
- Wärmedecke auf dem Patientenkörper zur Vermeidung einer Hypothermie
- Nach der Hautdesinfektion Einlage von in abschwellenden Nasentropfen (Xylometalozin) getränkten Spitztupfern

Patientenpositionierung

- Rückenposition mit leicht rekliniertem Kopf in beweglicher Kopfschale sowie ein Arm abduziert und der andere adduziert

Spezielle Instrumente und Materialien

- Stirnkranz und Kaltlichtquelle
- Spitztupfer
- Xylometalozin
- Nasenzange nach Blakesley 0° und 90°
- Cottle-Elevatorium
- Cottle-Meißel
- Gebogenes Elevatorium nach McKenty
- Nasenspekula in verschiedenen Größen
- Nasenflügelhaken
- Hammer sowie Knochen- und Knorpelquetscher

- INS-Silikonsplints, z. B. Doyle-Airway-Splints oder Reuter-Splints
- Nasentamponade mit Diprogenta (Antibiotikum)

Schnittführung

- Hemitransfixionsschnitt rechts, ein Längsschnitt entlang des Nasenstegs in der Haut (*nicht Schleimhaut!*), und Zugang zum Septum über subperichondralen und subperiostalen Septumtunnel

Wundverschluss

- Kontrolle auf Bluttrockenheit
- Zählkontrolle
- Hautverschluss und Fixation der Splints mit nichtresorbierbarer Naht
- Nasentamponade

Nachbereitung

- Zählkontrolle aller Verbandstoffe, Instrumente und Nadeln im Vieraugenprinzip

Besondere Informationen/ Komplikationen/ Hinweise zur Anästhesie

- Im Gesicht wird stets farblos desinfiziert, um den Patienten eine längerfristige Verfärbung des Gesichts zu ersparen und um die postoperative Beurteilung der Gesichtshaut nicht zu beeinträchtigen
- Ein Einlaufen des Desinfektionsmittels in Körperöffnungen und/oder die Augen ist unbedingt zu vermeiden
- Perioperative Komplikationen:
  - Positionsbedingte Nackenschmerzen
  - Formstörung der äußeren Nase
  - Septumperforation
  - Septumdislokation
  - Epistaxis (Nasenbluten)
- Die Infiltration des Schnittbereichs mit einem Vasokonstringens senkt die Blutungsbereitschaft und macht das Operationsgebiet übersichtlicher
- Aus Gründen der Ästhetik werden die Abdecktücher i. d. R. nicht geklebt, sondern nur aufgelegt, um ein Verziehen der Gesichtshaut zu vermeiden
- Da eine evtl. Maskenbeatmung durch die Nasentamponade erschwert ist, sollten diese Patienten möglichst nur wach, nach Rückkehr der Schutzreflexe und einer ausreichenden Spontanatmung, extubiert werden

Tonsillektomie [TE]

Chirurgische Entfernung der gesamten (i. d. R. beider) Tonsillae palatina (Gaumenmandeln), primär im Kindesalter

Indikation

- Rezidivierende/chronische Tonsillitis
- (Peri-)Tonsillarabszess
- Laterale Halsfisteln (wenn sie die Tonsillen erreichen)
- Tonsilläre maligne Tumoren (+ ➤ Neck-Dissektion)

Symptome

Chronische Tonsillitis

- Rötung und Vernarbung der Tonsillen sichtbar
- Tonsillen vergrößert oder klein und atrophiert
- Eiteransammlung in den Tonsillen
- Mundgeruch, schlechter Geschmack im Mund
- Geringe Schluckbeschwerden (Unterschied zur akuten Tonsillitis)

Tonsillarabszess

- Fieber
- Starke Halsschmerzen auf der Seite des sich bildenden Abszesses
- Schluckbeschwerden mit sehr starken ausstrahlenden Schmerzen bis zum Ohr und Verweigerung der Nahrungsaufnahme
- Behinderung des Mundöffnens
- Übler Mundgeruch
- Schwellung der angrenzenden Lymphknoten

Laterale Halsfistel

- Entzündung des Fistelgangs mit Schmerzen

Tonsilläre maligne Tumoren

- Mundgeruch, schlechter Geschmack im Mund
- Geringe Schluckbeschwerden
- Schwellung der angrenzenden Lymphknoten

Diagnostik

- Anamnese
- Inspektion der Mundhöhle
- Streptokokken-Schnelltest
- Kopf-/Hals-CT oder -MRT (bei Tumorverdacht)

Interventionelle Alternativtherapien

- Abszessspaltung (bei (Peri-)Tonsillarabszess)
- Lasertonsillektomie
- Tonsillotomie (s. u.)

Operation

Vorbereitung
- Keine Hautdesinfektion, da Zugang über den Mundraum
- Wärmedecke auf dem Patientenkörper zur Vermeidung einer Hypothermie
- Augen zukleben mit Transpore

Patientenpositionierung
- Rückenposition mit rekliniertem Kopf in beweglicher Kopfschale sowie ein Arm abduziert und der andere adduziert

Spezielle Instrumente und Materialien
- Stirnkranz und Kaltlichtquelle
- Mundsperrer mit Zungenspatel
- Tonsillenraspatorium, -schere, -schnürer/ - schlinge, -fasszange, -dissektor
- Rundes Konchotom

Schnittführung
- Fassen der Tonsille und Inzidieren des vorderen Gaumenbogens mit der Präparierschere

Wundverschluss
- Kontrolle auf Bluttrockenheit

Nachbereitung
- Zählkontrolle aller Verbandstoffe, Instrumente und ggf. Nadeln im Vieraugenprinzip
- Säuberung des Patientengesichtes

Besondere Informationen/ Komplikationen/ Hinweise zur Anästhesie

- Perioperative Komplikationen:
  - Positionsbedingte Nackenschmerzen
  - Verletzungen von anderen Strukturen im Mundraum
  - Nachblutungen (Notfall)
  - Aus letztem Grund werden die Patienten immer mindestens für 48 Std. stationär zur Überwachung aufgenommen
- Eine früher übliche Tonsillotomie (Mandelkappung) bei Kindern wird heute nur selten gemacht, weil sie zu oberflächlichen Narben führt und das Risiko für Rezidive nicht minimiert
- Der spezielle Endotrachealtubus wird in einer Nut des Zungenspatels in der Mitte des Mundes fixiert

Thyreoidektomie

Chirurgische Entfernung der Glandula thyreoidea (Schilddrüse) oder von Anteilen. Bei Karzinombefund kann zusätzlich eine einseitige oder beidseitige ➢ Neck-Dissection *erfolgen*

Indikation

- Hyperthyreose (Schilddrüsenüberfunktion)
- Struma nodosa (Schwellung der Schilddrüse mit Knotenbildung)
- Morbus Basedow (Autoimmunerkrankung)
- Schilddrüsenkarzinome (maligne Tumoren der Schilddrüse)

Symptome

Hyperthyreose

- Struma
- Nervosität, Konzentrationsschwäche, Zittern, innere Unruhe, Schlaflosigkeit
- Gewichtsverlust, Diarrhö, Wärmeintoleranz
- Myopathie, Osteopathie, Tachykardie, Herzrhythmusstörungen

Struma nodosa

- **Kalte Knoten:** primär asymptomatisch:
  - Eingeschränkte oder nicht vorhandene Schilddrüsenhormonproduktion
- **Warme Knoten:** primär asymptomatisch, aber bei gesteigerte T3- bzw. T4-Produktion ist die Symptomatik einer Hyperthyreose möglich:
  - Annähernd gleiche Funktion wie das restliche Schilddrüsengewebe
- **Heiße Knoten:** gesteigerte Hormonproduktion führt zur Symptomatik einer Hyperthyreose:
  - Erhöhte Produktion von Hormonen. Das restliche Schilddrüsengewebe stellt die Hormonproduktion ein
- Besonders große Knoten führen zu Schluckstörungen, Heiserkeit, Räusperzwang, allg. Druckgefühl im Hals

Morbus Basedow

- Organspezifische Bildung von Antikörpern gegen das eigene Schilddrüsengewebe, mit der Folge einer Hyperthyreosesymptomatik

Schilddrüsenkarzinome

- Frühsymptome: keine
- Spätsymptome: Schluckstörungen, Heiserkeit, Horner-Trias, Stridor, Lymphknotenvergrößerungen, obere Einflussstauung

Diagnostik

- Anamnese
- Palpation
- Laryngoskopie
- Szintigrafie
- Sonografie der Glandula thyreoidea sowie der zervikofazialen Lymphknoten bei Karzinomverdacht

Interventionelle Alternativtherapien

- Minimalinvasive videoassistierte Thyreoidektomie (MIVAT)
- Axillo-bilateral-breast-Approach (ABBA)
- Offen minimalinvasive Thyreoidektomie (OMIT)

Verschiedene Formen der Teilresektion möglich

- **Knotenenukleation/- exzision:** Ausschälung eines Knoten entlang seiner Kapsel/Entfernung eines Knoten im gesunden Gewebe
- **Isthmusresektion:** Entfernung des Schilddrüsengewebes vor der Trachea
- **(Beidseitige) Subtotale Lobektomie:** Teilentfernung eines oder beider Schilddrüsenlappen mit kleinem Parenchymrest
- **Hemithyreoidektomie:** vollständige Entfernung eines Schilddrüsenlappens mit Isthmus und Pyramidenlappen
- **Operation nach Riedel-Hartley-Dunhill:** Kombination aus Hemithyreoidektomie auf der einen und subtotaler Lobektomie auf der anderen Seite

Operation

Vorbereitung

- Hautdesinfektion des Halses von den Mamillen bis zur Unterlippe, seitlich bis zur vorderen Axillarlinie
- Wärmedecke auf dem Patientenkörper zur Vermeidung einer Hypothermie
- Augen zukleben mit Augengel und Transpore

Patientenpositionierung

- Rückenposition mit rekliniertem Kopf in beweglicher Kopfschale sowie ein Arm abduziert und der andere adduziert

Spezielle Instrumente und Materialien

- Neuromonitoring mit sterilen Sonden
- Ggf. Niedrigtemperaturversiegelungsinstrument (z. B. Ligasure)
- Mind. 8–10 Halstedt-Klemmchen
- Ggf. Deschamps
- Kocherrinne
- Titanclippapplikator
- Scharfer, selbsthaltender Haken
- Gefäßzügel und -ligaturen
- Sog-Drainage, z. B. Redon
- Passendes Histologiegefäß mit Formalin für das Schilddrüsenresektat sowie weiterer Präparate und ggf. entnommene Lymphknoten aus der Neck-Dissection

Schnittführung

- Kragenschnitt nach Kocher: querer Hautschnitt zwischen den Muskelbäuchen des M. sternocleidomastoideus
- Bei zusätzlicher Neck-Dissection: Erweiterung auf der jeweiligen Seite bis zur Mastoidspitze und vom unteren Wundwinkel weg auf die Klavikulamitte

Wundverschluss

- Kontrolle auf Bluttrockenheit
- Zählkontrolle
- Schichtweiser Wundverschluss (Platysma, ggf. subkutan, Haut)
- Leichter Kompressionsverband

Nachbereitung

- Zählkontrolle aller Verbandstoffe, Instrumente und Nadeln im Vieraugenprinzip

Besondere Informationen/ Komplikationen/ Hinweise zur Anästhesie

- Vollständig devaskularisierte oder unbeabsichtigt entnommene Glandulae parathyreoidea (Nebenschilddrüsen) werden in kleine Stückchen zerteilt und in die Halsmuskulatur autotransplantiert
- Perioperative Komplikationen:
  - Positionsbedingte Nackenschmerzen
  - Nachblutungen
  - Schluckbeschwerden
  - Schleimhautschwellungen mit Heiserkeit, Sprach- und Atemstörungen
  - **Schädigung von Nerven und Nervenstrukturen:**
    - N. laryngeus recurrens: dauerhafte Heiserkeit bis Atemnot
    - N. laryngeus superior: Verlust der Stimmhöhe
    - N. hypoglossus: Bewegungseinschränkung der Zunge
    - N. phrenicus: Hochstand des Zwerchfells mit Einschränkung der Lungenausdehnung
  - Nebenschilddrüsenunterfunktion
- Durch die Nähe des Operationsfelds zu den oberen Atemwegen kommt es häufig zu einer Konkurrenz zwischen Operateur und Anästhesie, daher ist hier eine enge Kooperation erforderlich. Es kommen oft Spezialtuben zum Einsatz
- Bei tumorbedingter schwieriger Intubation empfiehlt sich die Verwendung eines dünnes Tubus und ggf. Notfallendoskopie

Tracheotomie/Koniotomie

Eröffnen der Trachea (Luftröhre) und Einsetzen einer sogenannten Trachealkanüle zur Wiederherstellung bzw. Sicherung des Atemwegs. Während die Tracheotomie die elektive Anlage eines Tracheostomas bezeichnet, spricht man beim notfallmäßigen Eröffnen und Offenhalten der Atemwege von einer Koniotomie

Indikation

- Atemwegsobstruktion durch Tumoren in Pharynx, Larynx oder Ösophagus
- Zustand nach > Laryngektomie
- Atemwegsverletzungen durch Larynx- oder Trachealtraumen
- Doppelseitige Rekurrensparese mit Stridor
- Atemnot durch Verbrühung oder Verätzung
- Angeborene Larynx- oder Trachealstenose
- Gesichtsschädel- und Unterkieferverletzungen mit Atemwegsbehinderungen
- Langzeitbeatmung bei Intensivpatienten
- Umwandlung einer Koniotomie
- Aspiration bei Schlucklähmung
- Entzündliche und ödematöse Schwellungen im Larynx-Pharynxbereich mit erfolgloser Kortikoidtherapie und nicht möglicher Intubation
- Als vorläufige Tracheotomie bei operativen Eingriffen im Oro- und Hypopharynx sowie Larynx

Symptome

- (Akute) Atemnot
- Stridor
- Weitere Symptome sind abhängig von der jeweiligen Primärerkrankung

Diagnostik

- Anamnese
- Laryngotracheoskopie
- Hals- und Thorax-CT

Interventionelle Alternativtherapien

- Intubation
- Koniotomie

Operation

Vorbereitung

- Hautdesinfektion des Halses von den Mamillen bis zur Unterlippe, seitlich bis zur vorderen Axillarlinie
- Wärmedecke auf dem Patientenkörper zur Vermeidung einer Hypothermie
- Augen zukleben mit Augengel und Transpore

Patientenpositionierung

- Rückenposition mit rekliniertem Kopf in beweglicher Kopfschale sowie ein Arm abduziert und der andere adduziert

Spezielle Instrumente und Materialien

- Gefäßzügel und -ligaturen
- 2 PVC-Drainagen mit Sog, z. B. Redon
- Trachealkanülenset in verschiedenen Größen (z. B. 8–10 CH)

- Passendes Histologiegefäß mit Formalin für das Tumorresektat sowie weiterer Präparate und ggf. entnommene Lymphknoten aus der Neck-Dissection
- 3 × 0er Seide als Knorpelhochnähte
- Nasenspekulum
- Trachealtrokar

Für Koniotomie

- 15er Skalpell
- Koniotomiespieß
- Führungsdraht
- Koniotomiekanüle (schmaler als Standardtrachealkanülen)

Schnittführung

- Medianer Hautschnitt vom Ringknorpel abwärts zum Jugulum
- Alternativ: Hautinzision in H-Form, für die später den Tracheotomiekanal auskleidenden Hautlappen
- **Bei Koniotomie:** kleiner, senkrechter Hautschnitt über unterem Schild- und oberem Ringknorpel. Dann Durchstoßen des Lig. cricothyreoideum/conicum

Wundverschluss

- Kontrolle auf Bluttrockenheit
- Zählkontrolle
- Säuberung der Tracheostomaränder und Fixierung der Kanüle mit Halsband
- Ggf. Wundverband

Nachbereitung

- Zählkontrolle aller Verbandstoffe, Instrumente und Nadeln im Vieraugenprinzip

Besondere Informationen/ Komplikationen/ Hinweise zur Anästhesie

- Perioperative Komplikationen:
  - Positionsbedingte Nackenschmerzen
  - Blutungen aus der Schilddrüse oder V. brachiocephalica
  - Luftemphysem, -embolie, Pneumothorax
  - Halsphlegmone, Mediastinitis, Pneumonie, Lungenabszess
  - Ösophagotracheale Fistel
  - Trachealstenose mit erschwerter Kanülenentfernung
  - Schluckstörungen
  - Falsche Kanülenlage mit Stridor
  - Granulationsbildung am Kanülenende
  - Borkige Tracheitis
- Ggf. erfolgt zusätzlich eine ➤ Thyreoidektomie bei entsprechendem Befund
- Durch die Nähe des Operationsfelds zu den oberen Atemwegen kommt es häufig zu einer Konkurrenz zwischen Operateur und Anästhesie, daher ist hier eine enge Kooperation erforderlich. Es kommen oft Spezialtuben zum Einsatz
- Der elektive Eingriff startet mit einer transoralen Intubation, nach Anlage des Tracheostomas erfolgt ein Umintubieren in die Trachealkanüle

Tympanoplastik

Chirurgische Wiederherstellung der Schallleitung des Mittelohrs durch Rekonstruktion des Trommelfells und/oder der Gehörknöchelchen (Unterscheidung in 5 Typen)

Indikation

- Chronische Otitis media
- Adhäsivprozesse
- Tympanosklerose
- Defektheilung nach Felsenbeinfraktur oder Mittelohrtraumen

Symptome

- **Leitsymptom:** Schallleitungsschwerhörigkeit

Bei chronischer Otitis media zusätzlich

- Wiederkehrende Otorrhö (Ausfluss aus dem Ohr)
- Ohrenschmerzen
- Später: Schwindel und Lähmung des N. facialis

Diagnostik

- Anamnese
- Otoskopie
- Hörtest nach Weber-Rinne
- Abstrich
- Röntgen, CT

Interventionelle Alternativtherapien

Fünf verschiedene Typen der Tympanoplastik

- **Typ I:** Verschluss eines Trommelfelldefektes mit Hilfe eines Faszien-, Perichondrium- oder Knorpeltransplantats. *Sonderform:* Myringoplastik = Wie Typ I nur ohne Inspektion der Paukenhöhle
- **Typ II:** wie Typ I und zusätzlich Wiederherstellung der Schallleitung durch Überbrückung und Wiederherstellung eines Defektes am Processus lenticularis (Knochenfortsatz am langen Ambossschenkel) oder des Amboss-Steigbügel-Gelenks mit alloplastischem Material
- **Typ IIIA:** Wiederherstellung der Schallleitung bei Ambossdefekt/-verlust durch eine Partial Ossicular Replacement Prothesis [PORP]/anteilige Ossikelersatzprothese als Defektüberbrückung mit autologen Knöchelchen oder alloplastischem Material (z. B. Titanimplantat)

- **Typ IIIB:** Wiederherstellung der Schallleitung durch eine Total Ossicular Replacement Prothesis [TORP]/totale Ossikelersatzprothese bei Kettenunterbrechung mit Fehlen von Amboss und Stapesbogen oder der gesamten Kette
- **Typ IV:** aufgrund des Fehlens der kompletten Gehörknöchelchen wird der Schall vom Trommelfell direkt auf das ovale Fenster übertragen. Zusätzlich wird das runde Fenster verschlossen, um eine Überlagerung des Schalls zu vermeiden

Operation

Vorbereitung
- Augen zukleben mit Augengel und Transpore
- Den ipsilateralen Gehörgang sowie Mund und Nasenloch z. B. mit Tupfern bedecken
- Evtl. Haare aus dem OP-Feld wegkleben bzw. entfernen
- *Farblose* Hautdesinfektion der ipsilateralen Gesichtshälfte von Haaransatz bis Unterkiefer
- Wärmedecke auf dem Patientenkörper zur Vermeidung einer Hypothermie

Patientenpositionierung
- Rückenposition mit rekliniertem Kopf in beweglicher Kopfschale zur kontralateralen Seite gedreht sowie ein Arm abduziert und der andere adduziert

Spezielle Instrumente und Materialien
- Operationsmikroskop (200er Optik) mit sterilem Mikroskopbezug
- Ggf. Bohrmaschine mit Bohrern und Fräsen versch. Größe und Form (Rosen, Walze, Birnen) und Bestückung (Diamant, Hartmetall) + NaCl + Infusionssystem
- Ohrsauger
- Blaue Folie
- Gelita-Spon getränkt mit Antibiotika
- Wundspreizer, Tellermesser, Antrumhäkchen, Nadeln, House-Löffel, Rosen-Elevatorium
- Ohrzängchen nach Heermann, Ohrdoppellöffel, Hammerkopfstanze, Paukenschere, Fasszange nach Weingärtner
- Ggf. passendes Histologiegefäß mit Formalin für Resektate und ggf. steriles Abstrichröhrchen

Schnittführung
- **Endauraler Zugang:** Inzision des Gehörgangs zwischen Tragus und Helixansatz *oder*
- **Retroaurikulärer Zugang:** hinteres Umschneiden (retroaurikulär) des Ohrmuschelansatzes und Auslösen des äußeren Gehörgangs und anschließend Eröffnung dieses
- Wundverschluss
- Kontrolle auf Bluttrockenheit
- Einlage von blauer Folie vor das Trommelfelltransplantat und Tamponade des Gehörgangs mit Gelita-Spon (s. o.)
- Zählkontrolle
- Schichtweiser Wundverschluss je nach Zugang
- Leichter Kompressionsverband

Nachbereitung
- Zählkontrolle aller Verbandstoffe, Instrumente und Nadeln im Vieraugenprinzip

Besondere Informationen/ Komplikationen/ Hinweise zur Anästhesie

- Eine Tympanoplastik für beide Ohren erfolgt grundsätzlich im zweizeitigen Verfahren mit mindestens 3 Monaten Abstand zwischen den Eingriffen
- Im Gesicht wird stets farblos desinfiziert, um den Patienten eine längerfristige Verfärbung des Gesichts zu ersparen und um die postoperative Beurteilung der Gesichtshaut nicht zu beeinträchtigen
- Ein Einlaufen des Desinfektionsmittels in Körperöffnungen und/oder die Augen ist unbedingt zu vermeiden, durch Zukleben der Augen sowie Bedecken des Gehörgangs, des Munds und der Nasenlöcher mit Verbandsstoff
- Perioperative Komplikationen:
  - Positionsbedingte Nackenschmerzen
  - Iatrogenes Cholesteatom
  - Ohrmuschelperichondritis, narbige Verziehung
  - Schallleitungsschwerhörigkeit durch Kettenluxation, ungenügende Schwingungsfähigkeit des Transplantats
  - Fazialisparese
  - Innenohrschwerhörigkeit, Tinnitus, Vestibularisschaden
  - Rezidivperforation, Otorrhö, Transplantatabstoßung
  - Geschmacksstörung durch Chorda-tympani-Schädigung
  - Gehörgangsstenose
  - Extrusion, Resorption, Abkippen und Dislokation oder knöcherne Fixation des Implantats
  - Fußplattenperforation oder Ringbandriss
- Die Infiltration des Schnittbereichs mit einem Vasokonstringens senkt die Blutungsbereitschaft und macht das Operationsgebiet übersichtlicher

Handchirurgie

Arthrodese von Gelenken der Hand

Chirurgische Gelenkversteifung mit Hilfe von sog. Kirschnerdrähten (kurz: K-Drähte)

Indikation

- Fortgeschrittener Morbus Heberden (Heberden-Arthrose)
- Fortgeschrittene rheumatische Arthritis

Symptome

Morbus Heberden

- Verschmälerung des Gelenkspaltes eines oder mehrerer Fingerendgelenke, mit Verdickung und später Verbreiterung der Gelenkkontur
- Bewegungseinschränkung der betroffenen Finger auf Basis einer Beugekontraktur

Rheumatische Arthritis

- Schmerzen, Fehlstellung und Instabilität des Handgelenks

Diagnostik

- Anamnese
- Inspektion, Funktionsprüfung
- Ggf. Röntgen der Hand

Interventionelle Alternativtherapien

- ➢ Synovialektomie

Operation

Vorbereitung

- Wärmematte und Röntgenschutz unter dem Patientenkörper
- NE auf die ipsilaterale Flanke oder unter die Schulter
- Blutsperre am ipsilateralen Oberarm für Blutleere
- Zirkuläre Hautdesinfektion der Hand bis zur Ellenbeuge

Patientenpositionierung

- Rückenposition mit ipsilateralem Arm abduziert und kontralateralem Arm adduziert
- Am OP-Tisch montierter, röntgendurchlässiger Handtisch für den ipsilateralen Arm

Spezielle Instrumente und Materialien

- Röntgen C-Bogen + steriler C-Bogenbezug
- Blutsperrmanschette, Watte, Nässeschutz, Manometer, ESMARCH-Binde
- Hohlmeißelzange nach Luer
- Bohrmaschine mit Schnellkupplung für K-Drähte, Drahtschneidezange, Biegebolzen
- K-Drähte in verschiedenen Größen
- Lokalanästhetikum (z. B. Lidocain 0,5–1,0 %)

Schnittführung

- H-förmiger Hautschnitt um das betroffene Gelenk und Abpräparieren der Hautlappen

Wundverschluss
- Zählkontrolle
- Hautverschluss
- Wundverband mit elastischer Binde und Anlage einer Cast-Schiene

Nachbereitung
- Zählkontrolle aller Verbandstoffe, Instrumente und Nadeln im Vieraugenprinzip

Besondere Informationen/ Komplikationen/ Hinweise zur Anästhesie

- Perioperative Komplikationen:
  - Verletzung der Streck- und/oder Beugesehnen
  - Nervenverletzungen
- Eingriffe an der Hand werden häufig entweder in Plexus- und/oder Lokalanästhesie durchgeführt

Fasziektomie, partielle

Chirurgische Entfernung pathologischen Gewebes im Bereich der Palmaraponeurose (Bindegewebeplatte der Hohlhand)

Indikation

- Dupuytren-Kontraktur (knotige Verdickung der Palmaraponeurose)

Symptome

- Knoten und Stränge in der Hohlhand und/oder den Fingerbeugeseiten
- Beugekontraktur im Bereich der Fingergelenke mit Bewegungseinschränkungen und Fehlstellungen

Diagnostik

- Anamnese
- Inspektion
- Palpation
- Funktions- und Sensibilitätsprüfung
- Ggf. Röntgen der Hand

Interventionelle Alternativtherapien

- Perkutane Nadelfasziotomie bzw. offene Strangdurchtrennung
- Segmentale Resektion
- Radikale Fasziektomie
- ➤ Arthrodese von Gelenken
- Amputation
- Open-Palm-Technik
- Minimal invasive Technik

Operation

Vorbereitung

- Wärmematte unter dem Patientenkörper zur Vermeidung einer Hypothermie
- NE auf die ipsilaterale Flanke oder unter die Schulter
- Blutsperre am ipsilateralen Oberarm für Blutleere
- Zirkuläre Hautdesinfektion der Hand bis zur Ellenbeuge

Patientenpositionierung

- Rückenposition mit ipsilateralem Arm abduziert und kontralateralem Arm adduziert
- Am OP-Tisch montierter, röntgendurchlässiger Handtisch für den ipsilateralen Arm

Spezielle Instrumente und Materialien

- Blutsperrmanschette, Watte, Nässeschutz, Manometer, ESMARCH-Binde
- Silikon- oder Bleihand
- Lupenbrille und ggf. Operationsmikroskop mit sterilem Bezug
- Mikroskopisches Instrumentarium, vor allem bei Nerven- oder Gefäßbeteiligung
- 3–4 Skalpellklingen Nr. 15
- Lokalanästhetikum (z. B. Lidocain 0,5–1,0 %)

Schnittführung abhängig vom Befund

- **Bei einem Finger:** Längsinzision in voller Länge des Stranges

- **Bei Ring- und Kleinfinger:** schräge Inzision der Hohlhand, gerade Inzision der Kleinfinger-Beugeseite sowie isolierte gerade Inzision der Ringfinger-Beugeseite
- **Bei mehreren Fingern:** 1–2 schräge oder gebogene Inzisionen in der Hohlhand
- Später erfolgt in allen Fällen eine Z-Plastik zur Defektdeckung

Wundverschluss

- Zählkontrolle
- Hautverschluss
- Dick gepolsterter Druckverband und Cast-Schiene mit Auslegern zu den operierten Fingern. Handgelenkfixation in ca. 20° Streckung, die betroffenen Mittelhand-Finger-Gelenke in ca. 20° Beugung

Nachbereitung

- Zählkontrolle aller Verbandstoffe, Instrumente und Nadeln im Vieraugenprinzip

Besondere Informationen/ Komplikationen/ Hinweise zur Anästhesie

- Perioperative Komplikationen:
  - Verletzung der Streck- und/oder Beugesehnen
  - Nervenverletzungen
  - Gefäßverletzungen
  - Hämatombildung
  - Hautnekrosenbildung
  - Bewegungseinschränkungen
  - Sympathische Reflexdystrophie
- Arbeitsunfähigkeit beträgt i. d. R. 2–8 Wochen
- Eingriffe an der Hand werden häufig entweder in Plexus- und/oder Lokalanästhesie durchgeführt

Ganglionresektion

Chirurgische Entfernung einer tumorähnlichen Zyste mit gallertigem Inhalt in Gelenk- und Sehnenscheidennähe (Ganglion)

Indikation

- Symptomatisches Ganglion

Hauptlokalisationen sind:

- Radiodorsale Handwurzel zwischen Kahn- und Mondbein
- Radiopalmare Handwurzel zwischen A. radialis und der Sehne des M. flexor carpi radialis
- Beugesehnenscheide
- Intraossär im Kahnbein (Os scaphoideum); in der Tiefe der Hand (okkultes Ganglion)

Symptome

- Lokale, tastbare Unebenheit unter der Haut

Ganglion an Handwurzel oder Handgelenk

- Oft symptomlos
- Selten Bewegungsschmerz
- Selten Bewegungseinschränkung
- Rasche Ulnarislähmung bei okkultem Ganglion in der Guyon-Loge

Strecksehnenganglion (Hygrom)

- Bei Strecksehnen des Handrückens: oft symptomlos
- Im 1. Strecksehnenfach: Symptome ähnlich einer Tendovaginitis de Quervain (➤ Sehnenspaltung bei Tendovaginitiden)

Beugesehnenscheiden-Ganglion am Finger

- Schmerzen beim Greifen

Sattelgelenkganglion

- Häufig Schmerzen

Mittelgelenksganglion

- Schmerzen
- Seltener Bewegungsstörungen

Endgelenksganglion (Mukoidzyste)

- Gelegentlich Schmerzen
- Störendes Spannungsgefühl
- Rezidivierende Infektionen durch spontane Perforation

Diagnostik

- Anamnese
- Inspektion, Palpation, Sensibilitäts- und Funktionsprüfung
- Ggf. Röntgen der Hand

Interventionelle Alternativtherapien

- Minimalinvasive Punktion/Destruktion des Ganglions

Operation

Vorbereitung

- Wärmematte unter dem Patientenkörper zur Vermeidung einer Hypothermie
- NE auf die ipsilaterale Flanke oder Schulter
- Blutsperre am ipsilateralen Oberarm für Blutleere

- Zirkuläre Hautdesinfektion der Hand bis zur Ellenbeuge

Patientenpositionierung

- Rückenposition mit ipsilateralem Arm abduziert und kontralateralem Arm adduziert
- Am OP-Tisch montierter, röntgendurchlässiger Handtisch für den ipsilateralen Arm

Spezielle Instrumente und Materialien

- Blutsperrmanschette, Watte, Nässeschutz, Manometer, ESMARCH-Binde
- Lupenbrille
- Lokalanästhetikum (z. B. Lidocain 0,5–1,0 %)
- Kochsalz- und Polyhexanidspüllösung
- 10 ml Spritze mit Knopfkanüle für Spülung
- Histologiegefäß mit Formalin in passender Größe für das Resektat

Schnittführung

- Quere Hautinzision entlang der Hautfalten im Bereich des Ganglions
- **Bei Mukoidzyste:** zirkuläre Umschneidung der Zyste und Exstirpation mit der Haut. Anschließende Defektdeckung per Vollhaut-Transplantat oder Transpositionslappen

Wundverschluss

- Zählkontrolle
- Hautverschluss
- Gepolsterter Wundverband

Nachbereitung

- Zählkontrolle aller Verbandstoffe, Instrumente und Nadeln im Vieraugenprinzip

Besondere Informationen/ Komplikationen/ Hinweise zur Anästhesie

- Perioperative Komplikationen:
  - Nervenverletzungen
  - Gefäßverletzungen
  - Schädigung des skapholunären Ligaments
- Bei Resektion der Mukoidzyste ohne die umgebene Haut folgt häufig ein Rezidivganglion
- Eingriffe an der Hand erfolgen in Plexusanästhesie oder Vollnarkose

Infektsanierung

Chirurgische Beseitigung von entzündlichen Prozessen im Bereich der Hand

Indikation

- Hohlhandphlegmone (beuge- oder streckseitig)
- Panaritium

Symptome

Hohlhandphlegmone
- Rötung
- Schwellung
- Starke Schmerzen
- Bewegungseinschränkungen
- Rotgezeichnete Lymphbahnen ulnarseitig
- Austritt von Eiter

Panaritium
- Entzündliche Prozesse am Nagelbett (eingewachsener Nagel)
- Schwellung
- Eiteransammlung
- Starke Schmerzen
- Bewegungseinschränkung

Diagnostik

- Anamnese
- Inspektion, Sensibilitäts- und Funktionsprüfung
- Ggf. Röntgen der Hand

Interventionelle Alternativtherapien

- ➤ Synovialektomie

Operation

Vorbereitung
- Wärmematte unter dem Patientenkörper zur Vermeidung einer Hypothermie
- NE auf die ipsilaterale Flanke oder Schulter
- Blutsperre am ipsilateralen Oberarm für Blutleere
- Zirkuläre Hautdesinfektion der Hand bis zur Ellenbeuge (zur Infektion hin!)

Patientenpositionierung
- Rückenposition mit ipsilateralem Arm abduziert und kontralateralem Arm adduziert
- Am OP-Tisch montierter, röntgendurchlässiger Handtisch für den ipsilateralen Arm

Spezielle Instrumente und Materialien
- Blutsperrmanschette, Watte, Nässeschutz, Manometer, ESMARCH-Binde
- Lupenbrille
- Lokalanästhetikum (z. B. Lidocain 0,5–1,0 %)
- Kochsalz- und Polyhexanidspüllösung
- 10 ml Spritze mit Knopfkanüle für Spülung
- Abstrichröhrchen
- **Bei Knochenbefall:** kleiner scharfer Löffel und kleine scharfe Klemme
- **Bei Panaritium:** passendes Histologiegefäß mit Formalin für Fingernagel

Schnittführung
- Hautexzision im Bereich der Entzündung

Wundverschluss
- Zählkontrolle
- Hautverschluss
- Gepolsterter Kompressionsverband und Cast-Schiene

Nachbereitung
- Zählkontrolle aller Verbandstoffe, Instrumente und Nadeln im Vieraugenprinzip

Besondere Informationen/ Komplikationen/ Hinweise zur Anästhesie

- Perioperative Komplikationen:
  - Nervenverletzungen
  - Gefäßverletzungen
  - Gelenkeröffnung
- Bei Infektsituationen wird die Haut grundsätzlich zum Infekt hin desinfiziert
- Bei Infektionen mit Sehnen-, Knochen- und/oder Gelenkbeteiligung sowie phlegmonösen Prozessen erfolgt eine postoperative systemische Antibiotikatherapie
- Eingriffe an der Hand erfolgen in Plexusanästhesie oder Vollnarkose

Nervendekompression (offene Technik)

Chirurgisches Freilegen eines oder mehrerer eingeklemmter/gequetschter Nerven der Hand

Indikation

N. radialis:
- Proximales Radialiskompressionssyndrom; Supinatorsyndrom; Wartenberg-Syndrom

N. medianus:
- Proximales Medianuskompressionssyndrom/Pronatorsyndrom; Interosseus-anterior-Syndrom; Karpaltunnelsyndrom

N. ulnaris:
- Kubitaltunnelsyndrom; distales Ulnariskompressionssyndrom

Symptome

Proximales Radialiskompressionssyndrom
- Ziehender Schmerz am radialen Oberarm; sensible oder motorische Ausfälle bis hin zur Parese (Folge: Fallhand); Fehlstellungen

Supinatorsyndrom
- Belastungsschmerz im Bereich des Unterarms mit Ausstrahlung in den Handgelenkbereich; Lahmheit; Sensibilitätsstörungen am Handrücken

Wartenberg-Syndrom
- Schmerzen am distalen Unterarm, ausstrahlend in den radialen Handbereich und Verstärkung durch Pronation; Sensibilitätsminderung im radialen Handbereich

Pronatorsyndrom
- Schmerzen im distalen Oberarm und der Ellenbeuge bis Mitte des proximalen Unterarms; sensible und motorische Störungen

Interosseus-anterior-Syndrom
- Schmerzen im proximalen Unterarm; motorische Ausfälle bis hin zur vollständigen Lähmung im Bereich des Handgelenks und der Finger

Karpaltunnelsyndrom
- Schmerzen frühmorgens oder nachts, ausstrahlend bis in den Oberarm; Taubheitsgefühl in Daumen und Fingern II-IV; Funktionsstörungen in der Feinmotorik; Kraftminderung

Kubitaltunnelsyndrom
- Sensibilitätsstörungen an Ring- und Kleinfinger sowie am Handrücken; krampfartige Schmerzen vom Ellenbogen ausgehend in die Hand ausstrahlend; Kraftminderung

Distales Ulnariskompressionssyndrom
- Rasche Ulnarislähmung ohne Sensibilitätsstörungen; Spontan- und Belastungsschmerz der Handwurzel

Diagnostik

- Anamnese
- Inspektion, Palpation, Funktions- und Sensibilitätsprüfung
- Ggf. Neurografie, Röntgen, Neurosonografie und/oder MRT der Hand

Interventionelle Alternativtherapien

- Endoskopische Technik

Operation

Vorbereitung
- Wärmematte unter dem Patientenkörper zur Vermeidung einer Hypothermie
- NE auf die ipsilaterale Flanke oder unter die Schulter
- Blutsperre am ipsilateralen Oberarm für Blutleere

MERKE
Bei Eingriffen am Oberarm (Kompressionen des proximalen N. radialis) ist das Anbringen einer Blutsperrmanschette nicht möglich!

- Zirkuläre Hautdesinfektion der Hand bis zur Ellenbeuge oder bis zur Schulter

Patientenpositionierung
- Rückenposition mit ipsilateralem Arm abduziert und kontralateralem Arm adduziert
- Am OP-Tisch montierter, röntgendurchlässiger Handtisch für den ipsilateralen Arm

Spezielle Instrumente und Materialien
- Blutsperrmanschette, Watte, Nässeschutz, Manometer, ESMARCH-Binde
- Silikon- oder Bleihand
- Lupenbrille und ggf. Operationsmikroskop mit sterilem Bezug
- Mikroskopisches Instrumentarium
- Ggf. kleine Sogdrainage, z. B. Redon
- Lokalanästhetikum (z. B. Lidocain 0,5–1,0 %)

Schnittführung abhängig von Befundlokalisation
- **Proximaler N. radialis:** 10 cm lange Hautinzision distal-radial am Oberarm
- **Zentraler N. radialis:** 5 cm lange, leicht gebogene Hautinzision über dem M. brachioradialis
- **Distaler N. radialis:** 6 cm lange, radiopalmare Hautinzision am Übergang mittleres zu distalem Unterarmdrittel
- **Proximaler N. medianus:** bogenförmige Hautinzision vom distalen Oberarm bis etwa 8 cm distal der Ellenbeuge
- **Karpaltunnelsyndrom:** Längsinzision entlang der Handgelenkbeugefalte
- **Kubitaltunnelsyndrom:** 8–10 cm lange Hautinzision über dem Sulcus n. ulnaris
- **Distaler N. ulnaris:** S-förmige Hautinzision in der Guyon-Loge

Wundverschluss
- Zählkontrolle
- Faszien- und Hautverschluss
- Watte-Kompressionsverband

Nachbereitung
- Zählkontrolle aller Verbandstoffe, Instrumente und Nadeln im Vieraugenprinzip

Besondere Informationen/ Komplikationen/ Hinweise zur Anästhesie

- Perioperative Komplikationen:
  - Nervenverletzungen
  - Gefäßverletzungen
  - Bewegungseinschränkungen, -defizite
  - Störende Narbenbildung
- Karpaltunnelsyndrom-Beschwerden können auch ganz untypisch, z. B. als Schulter-Arm-Syndrom auftreten
- Eingriffe an der Hand werden häufig entweder in Plexus- und/oder Lokalanästhesie durchgeführt

Osteosynthese von Frakturen der Hand

Chirurgische Wiederherstellung von Frakturen der Finger-, Mittelhand- oder Handwurzelknochen mit Hilfe von Drähten, Schrauben und/oder Platten

Indikation

- Frakturen eines oder mehrerer Finger
- Frakturen eines oder mehrerer Mittelhandknochen
- Frakturen eines oder mehrerer Handwurzelknochen
- Knöcherne Sehnenab- bzw. -ausrisse

Symptome

- Fehlstellungen
- Funktionseinschränkungen
- Hämatombildung
- Schmerzen
- Ggf. sichtbare Knochenfragmente

Diagnostik

- Anamnese
- Inspektion, Funktionsprüfung
- Röntgen der Hand

Interventionelle Alternativtherapien

- **Bei Kahnbeinfrakturen:** Kompressionsfrakturosteosynthese mittels kanülierter, kopfloser Titanschraube

Operation

Gängige Osteosynthesetechniken
- Perkutane Kirschnerdraht(K-Draht)-Osteosynthese/intramedulläre Spickung
- Platten- und/oder Schraubenosteosynthese

Vorbereitung
- Wärmematte und Röntgenschutz unter dem Patientenkörper
- NE auf die ipsilaterale Flanke oder unter die Schulter
- Blutsperre am ipsilateralen Oberarm für Blutleere
- Zirkuläre Hautdesinfektion der Hand bis zur Ellenbeuge

Patientenpositionierung
- Rückenposition mit ipsilateralem Arm abduziert und kontralateralem Arm adduziert
- Am OP-Tisch montierter, röntgendurchlässiger Handtisch für den ipsilateralen Arm

Spezielle Instrumente und Materialien
- Röntgen C-Bogen + steriler C-Bogenbezug
- Blutsperrmanschette, Watte, Nässeschutz, Manometer, ESMARCH-Binde
- Repositionszangen
- **K-Draht-Osteosynthese/intramedulläre Spickung:**
  - Bohrmaschine mit Schnellkupplung für K-Drähte, Drahtschneidezange, Biegebolzen
  - K-Drähte in verschiedenen Größen
- **Platten-/Schraubenosteosynthese:**
  - Bohrmaschine mit Universalbohrfutter und Gewebeschutzhülse

- Dünne Titanplatten und selbstschneidende Schrauben (z. B. Leibinger-System/ Minifragment)
- Passender Spiralbohrer, Schraubendreher, Messlehre

• Lokalanästhetikum (z. B. Lidocain 0,5–1,0 %)

Schnittführung

• Längsinzision entlang der Hautfalten im Bereich der Fraktur

Wundverschluss

• Zählkontrolle
• Ggf. Faszienverschluss
• Hautverschluss
• Wundverband mit elastischer Binde und Anlage einer Cast-Schiene

Nachbereitung

• Zählkontrolle aller Verbandstoffe, Instrumente und Nadeln im Vieraugenprinzip

Besondere Informationen/ Komplikationen/ Hinweise zur Anästhesie

• Perioperative Komplikationen:
  - Verletzung der Streck- und/oder Beugesehnen
  - Nervenverletzungen
  - Gefäßverletzungen
• Schraubendurchmesser der Minifragmentsysteme liegt an den Metakarpalia bei 2,0 und 2,3 mm, an den Phalangen bei 1,2 und 1,5 mm
• Eingriffe an der Hand werden häufig entweder in Plexus- und/oder Lokalanästhesie durchgeführt

Sehnennaht, primär

Chirurgische Rekonstruktion einer Sehnenverletzung in spezieller Nahttechnik

Indikation

- Ruptur einer oder mehrerer Beuge- bzw. Strecksehnen durch z. B. Schnittverletzung

Symptome

- Funktionsverlust der Beugung bzw. Streckung des/der betroffenen Finger/s
- Weitere Symptome abhängig von der Verletzungsursache

Diagnostik

- Anamnese
- Inspektion, Funktions- und Sensibilitätsprüfung
- Ggf. chirurgische Revision, vor allem bei Verdacht auf Strecksehnenruptur
- Ggf. Sonografie der Hand

Interventionelle Alternativtherapien

Strecksehnennaht bei Lokalisationen entlang der Hand
- Strecksehnennaht am End-, Mittel-, Grundgelenk, Grundglied oder Handrücken

Bei Lokalisation in der Hohlhand
- Beugesehnennaht nach Kirchmayr-Kessler
- Beugesehnennaht nach Tsuge

Operation

Vorbereitung
- Wärmematte unter dem Patientenkörper zur Vermeidung einer Hypothermie
- NE auf die ipsilaterale Flanke oder Schulter
- Blutsperre am ipsilateralen Oberarm für Blutleere
- Zirkuläre Hautdesinfektion der Hand bis zur Ellenbeuge

Patientenpositionierung
- Rückenposition mit ipsilateralem Arm abduziert und kontralateralem Arm adduziert
- Am OP-Tisch montierter, röntgendurchlässiger Handtisch für den ipsilateralen Arm

Spezielle Instrumente und Materialien
- Blutsperrmanschette, Watte, Nässeschutz, Manometer, ESMARCH-Binde
- Silikon- oder Bleihand
- Lupenbrille und ggf. Operationsmikroskop mit sterilem Bezug
- Mikroskopisches Instrumentarium, vor allem bei Nerven- oder Gefäßbeteiligung
- Für Beugesehnennahttechniken:
  - Nicht resorbierbare, monofile Naht bei **Primärnaht**
  - Nicht resorbierbare, polyfile, doppelt armierte (gerade Nadeln) Naht bei **Kirchmayr-Kessler-Nahttechnik**
  - Nicht resorbierbare, polyfile Schlingennaht bei **Tsuge-Nachttechnik**

- Für Strecksehnennahttechniken:
  - Bohrmaschine, Schnellkupplung für K-Drähte, Drahtschneidezange, Biegebolzen
  - K-Drähte zur Fixation des jeweiligen End- oder Mittelgelenks
  - Nicht resorbierbare, monofile Naht; Größe bestimmt sich nach Lokalisation
- Lokalanästhetikum (z. B. Lidocain 0,5–1,0 %)

Schnittführung

- Zickzackförmige Erweiterung der vorliegenden Wunde, soweit nötig

Wundverschluss

- Zählkontrolle
- Hautverschluss
- Gepolsterter Kompressionsverband mit elastischer Binde und bei…
  - **Beugesehnennaht:** Anlage einer Unterarm-Fingergipsschiene nach Kleinert mit Handgelenkbeugung 30° und Mittelhand-Fingergelenkbeugung 70°
  - **Strecksehnennaht End-/Mittelgelenk:** dorsale Unterarm-Fingergipsschiene
  - **Strecksehnennaht Grundglied:** palmare Fingergipsschiene
  - **Strecksehnennaht Grundgelenk/Handrücken:** palmare Unterarm-Fingergipsschiene mit Handgelenk in 40°-Streckung und Mittelhand-Fingergelenk in 20°-Beugung
  - **Strecksehnennaht Handwurzel/-gelenk:** palmare Gipsschiene (statisch) mit Handgelenk in 40°-Extension und Mittelhand-Fingergelenk in 20°-Flexion

Nachbereitung

- Zählkontrolle aller Verbandstoffe, Instrumente und Nadeln im Vieraugenprinzip

Besondere Informationen/ Komplikationen/ Hinweise zur Anästhesie

- Perioperative Komplikationen:
  - Nervenverletzungen
  - Gefäßverletzungen
  - Nahtruptur
- Bei Sehnenverletzungen können auch immer umliegende Gefäße und/oder Nerven betroffen sein
- Genähte Sehnen sind i. d. R. nach 8 Wochen voll belastbar. Nicht manuell Tätige können je nach Beruf früher arbeitsfähig werden
- Bei Kombination von Strecksehnenverletzungen mit Mittelhandfrakturen die Osteosyntheseregion mit Weichteilgewebe abdecken, um Sehnenverklebungen mit dem Knochen zu verhindern
- Eingriffe an der Hand erfolgen in Plexusanästhesie oder Vollnarkose, keinesfalls eine Finger- oder Mittelhandlokalanästhesie verwenden

Sehnenspaltung bei Tendovaginitiden

Chirurgische Spaltung eines oder mehrerer Sehnenscheiden zur Entlastung der dort durchlaufenden Muskelsehnen

Indikation

Tendovaginitiden (Sehnenscheidenentzündungen) der Hand
- Tendovaginitis am Handgelenk
- Tendovaginitis de Quervain
- Tendovaginitis stenosans

Symptome

- Lokale Schwellung und Druckschmerzempfinden

Tendovaginitis am Handgelenk
- Schwellung 2 cm proximal der Tabatière *(bei Intersektionssyndrom)*
- Schwellung und Schmerz am ulnaren Rand der Tabatière, evtl. Bewegungseinschränkung und Schnapp-Phänomen bei Bewegungen des Daumens *(bei Sehne des M. extensor pollicis longus)*
- Schwellung und Schmerz radiale Handgelenk-Beugeseite *(bei Sehne des M. flexor carpi radialis)*

Tendovaginitis de Quervain
- Schmerzen radialseitig des Handgelenks bei Ulnarabduktion (Wringbewegung)

Tendovaginitis stenosans
- Frühsymptome: unspezifische Schmerzen und Schwellung im Bereich des Mittelhand-Finger-Gelenks, Morgensteifigkeit und Spannungsgefühl
- Später: Fingerschnappen bei Streckung bzw. Blockierung der Beugung bei Rheuma, nur mit Schmerz überwindbares Einklemmen des Fingers in Beugestellung

Diagnostik

- Anamnese
- Inspektion und Funktionsprüfung
- Palpation
- Finkelstein-Test
- Ggf. Sonografie und Röntgen der Hand

Interventionelle Alternativtherapien

- Sehnenscheidenspaltung in minimalinvasiver Technik

Operation

Vorbereitung
- Wärmematte unter dem Patientenkörper zur Vermeidung einer Hypothermie
- NE auf die ipsilaterale Flanke oder Schulter
- Blutsperre am ipsilateralen Oberarm für Blutleere
- Zirkuläre Hautdesinfektion der Hand bis zur Ellenbeuge

Patientenpositionierung

- Rückenposition mit ipsilateralem Arm abduziert und kontralateralem Arm adduziert
- Am OP-Tisch montierter, röntgendurchlässiger Handtisch für den ipsilateralen Arm

Spezielle Instrumente und Materialien

- Blutsperrmanschette, Watte, Nässeschutz, Manometer, ESMARCH-Binde
- Silikon- oder Bleihand
- Lupenbrille
- Lokalanästhetikum (z. B. Lidocain 0,5–1,0 %)
- Ggf. kleine Sogdrainage (z. B. Redon)

Schnittführung

- **Bei Intersektionssyndrom:** Inzision entlang der quer oder schräg verlaufenden Hautfalten dorsoradial des Handgelenks in Verlängerung des 2. Mittelhandknochens
- **Bei Tendovaginitis…**
  - **… de Quervain:** 2 cm Inzision entlang der quer oder schräg verlaufenden Hautfalten im Innenbereich des Handgelenks
  - **… des M. extensor pollicis longus:** Querinzision über dem 3. Strecksehnenfach
  - **… des M. flexor carpi radialis:** Querinzision über seiner Sehne
  - **… stenosans am Finger:** 1,5 cm lange, schräge Inzision der distalen Hohlhand
  - **… stenosans am Daumen:** 1 cm lange, quere Inzision, 3–4 mm distal der Grundglied-Beugefalte

Wundverschluss

- Zählkontrolle
- Hautverschluss
- Gepolsterter Kompressionsverband
- **Bei Tendovaginitis des M. extensor pollicis longus:** zusätzlich palmare Unterarm-Daumengipsschiene

Nachbereitung

- Zählkontrolle aller Verbandstoffe, Instrumente und Nadeln im Vieraugenprinzip

Besondere Informationen/ Komplikationen/ Hinweise zur Anästhesie

- Perioperative Komplikationen:
  - Verletzung des N. digitalis palmaris
  - Gefäßverletzungen
  - Narbige Verwachsungen
  - Inzision an der falschen Stelle
- Eingriffe an der Hand erfolgen in Plexusanästhesie oder Vollnarkose, hier auch Radialisblockade möglich, außer bei **Tendovaginitis stenosans.** Hier erfolgt stets eine Mittelhandblockade, da ohne den Erhalt der aktiven Bewegung eine verlässliche intraoperative Kontrolle auf Blockadebeseitigung nicht möglich ist

Synovialektomie

Chirurgisches Abtragen von entzündlichem Gewebe aus den Hand- und/oder Fingergelenken mit oder ohne betroffener Sehnenbereiche

Indikation

- Fortgeschrittene rheumatoide Arthritis in den Hand- und/oder Fingergelenken

Symptome

- Schmerzen
- Schwellung
- Bewegungseinschränkung
- Funktionsstörung
- Kraftminderung

Diagnostik

- Anamnese
- Inspektion, Sensibilitäts- und Funktionsprüfung
- Röntgen der Hand

Interventionelle Alternativtherapien

- ➢ Sehnennaht bei Ruptur
- ➢ Arthrodese betroffener Gelenke der Hand
- Endoprothese des Hand-, Grund- oder Mittelgelenks

Operation

Abhängig von Befundausweitung und -lokalisation
- Gelenkssynovialektomie des Hand-, Grund- oder Mittelgelenks
- Tendosynovialektomie der Beuge- oder Strecksehne

Vorbereitung
- Wärmematte unter dem Patientenkörper zur Vermeidung einer Hypothermie
- NE auf die ipsilaterale Flanke oder Schulter
- Blutsperre am ipsilateralen Oberarm für Blutleere
- Zirkuläre Hautdesinfektion der Hand bis zur Ellenbeuge

Patientenpositionierung
- Rückenposition mit ipsilateralem Arm abduziert und kontralateralem Arm adduziert
- Am OP-Tisch montierter, röntgendurchlässiger Handtisch für den ipsilateralen Arm

Spezielle Instrumente und Materialien
- Blutsperrmanschette, Watte, Nässeschutz, Manometer, ESMARCH-Binde
- Hohlmeißelzange nach Luer
- Lupenbrille
- Silikon- oder Bleihand
- Lokalanästhetikum (z. B. Lidocain 0,5–1,0 %)
- Kochsalzlösung in 10 ml Spritze mit Knopfkanüle für Gelenkspülung

- **Für Endoprothese:**
  - Bohrmaschine mit Bohrfutter und Gewebeschutzhülse
  - Schaftfräsen für Radius und III. Mittelhandknochen
  - Prothesensizer und Implantationsinstrumentarium
  - Passende Gelenksprothese

Schnittführung

- *Am Handgelenk:* 7 cm lange schwach S-förmige, Längsinzision (dorsal) in Handgelenkmitte
- *Am Grundgelenk:* 3 cm lange leicht gebogene Längsinzision (ulnar) über jedem betroffenen Gelenk
- *Am Mittelgelenk:* 2 cm lange dorsale Längsinzision und Inzision des Streckapparates zwischen Mittel- und Seitenzügel beidseits
- *An der Beugesehne:*
  - Palmare Zickzack-Inzision im Bereich der Finger und der distalen Hohlhand
  - Bogenförmige Inzision über dem Karpaltunnel und dem handgelenknahen Unterarm
- *An der Strecksehne (je nach Befundausdehnung):*
  - Leicht gebogene Längsinzision in der Mitte des Handgelenks oder
  - Bogenförmige Inzision über dem betroffenen Strecksehnenfach

Wundverschluss

- Zählkontrolle
- Hautverschluss
- Gepolsterter Kompressionsverband und
  - Palmare Cast-Schiene (bei Eingriff am Grundgelenk)
  - Dorsale Cast-Schiene (bei Eingriff am Handgelenk und den Sehnen)

Nachbereitung

- Zählkontrolle aller Verbandstoffe, Instrumente und Nadeln im Vieraugenprinzip

Besondere Informationen/ Komplikationen/ Hinweise zur Anästhesie

- Perioperative Komplikationen:
  - Nervenverletzungen
  - Gefäßverletzungen
  - Narbige Verwachsungen
  - Inzision an der falschen Stelle
- Eingriffe an der Hand erfolgen in Plexusanästhesie oder Vollnarkose
- Regelmäßige Röntgenuntersuchungen betroffener Patienten geben sowohl Aufschluss über den aktuellen Befund als auch über das Fortschreiten der Erkrankung

Herzchirurgie

Aortenklappenersatz [AKE]

Ersatz der dysfunktionalen Aortenklappe durch ein biologisches oder mechanisches Implantat

Indikation

- Aortenklappeninsuffizienz im Stadium NYHA I–II (➤ Transcatheter Aortic-Valve Implantation [TAVI])
- Aortenklappenstenose im Stadium NYHA I–II

Symptome

- Angina pectoris
- Atembeschwerden
- Spontane Bewusstseinsverluste (Synkopen)
- Bei Aortenklappeninsuffizienz: Linksherzinsuffizienzen mit Tachykardie

Diagnostik

- Klinische Diagnostik
- Auskultation
- Transthorakale und transösophageale Echokardiografie
- Herzkatheter mit Ventrikulografie und Koronarangiografie bei Patienten > 40 Jahre

Interventionelle Alternativtherapien

- Aortenklappenrekonstruktion (bei Kindern möglich)
- ➤ Transcatheter Aortic-Valve Implantation [TAVI]

Operation

Vorbereitung
- Wärmematte unter dem Patientenkörper zur Vermeidung einer Hypothermie
- NE unter die Schulter
- **Cave!** Bei Vorhandensein eines implantierten Herzschrittmachers oder Defibrillators muss dieser im Vorfeld unbedingt deaktiviert werden
- Hautdesinfektion von Jugulum bis Leiste, ohne Arme, ggf. ein Bein zirkulär einschließlich des Fußes, falls die V. saphena magna benötigt wird

Patientenpositionierung
- Rückenposition mit beidseits adduzierten Armen

Spezielle Instrumente und Materialien
- 120° Aortenklemme
- Rongeure
- Maschinenklemmen
- Sternumsäge
- Klappensizer, immer implantateherstellerspezifisch
- Kanülen (Aorta, Vorhof, Kardioplegie) und Schläuche für die HLM
- Instrumentarium für Sternumverdrahtung
- Schocklöffel für den Defibrillator
- Spezielle Klappennähte (polyfil, nicht resorbierbar, doppelt armiert, mit PTFE-Pledgets) in ausreichender Zahl

- Mediastinal- und ggf. Pleuradrainage(n) mit Bülau-Flasche

Schnittführung

- Medianer Längsschnitt über dem Sternum vom Jugulum bis zum oberen Epigastrium und mediane Sternotomie vom Manubrium sterni bis Processus xiphoideus
- Alternativ: partielle Sternotomie. Der Hautschnitt erfolgt in der Mittellinie des Sternums bis auf Höhe des 3. Interkostalraums (ICR). Anschließend erfolgt die Sternotomie, welche dann seitlich auf Höhe des ICRs in L-Form ausgeführt wird

Kanülierung des Herzens

- Zwei Tabaksbeutelnähte auf Höhe des Truncus brachiocephalicus vorlegen → arterielle Kanüle
- Eine Tabaksbeutelnaht unterhalb der rechten Herzohrspitze vorlegen → venöse Kanüle
- Eine Tabaksbeutelnaht an der Aorta ascendens, nahe der Aortenwurzel vorlegen → Kardioplegiekanüle
- Aorta mit 11er Messer auf Höhe der Naht inzidieren und die Aortenkanüle einführen
- Die Kanüle entlüften, mit einer Maschinenklemme abklemmen und an den arteriellen Schlauch der HLM anschließen
- Den rechten Vorhof mit einer Präparierschere inzidieren, die venöse Zweistufenkanüle im Vorhof platzieren und am venösen Schlauch der HLM anschließen
- Die HLM läuft an, der extrakorporale Blutkreislauf wird mit Öffnen der Aortenkanüle etabliert
- Die Kardioplegiekanüle entlang der Tabaksbeutelnaht einstechen, Führungsmandrin entfernen und die entlüftete Kardioplegieleitung der HLM anschließen

Dekanülierung des Herzens

- Die venöse Kanüle mit einer Maschinenklemme abklemmen und herausziehen
- Vorgelegte Tabaksbeutelnaht zuziehen, verknoten und übernähen
- Sämtlich mögliches Blut aus der HLM in Patienten transfundieren und Aortenkanüle abklemmen
- Beide Kanülierungsnähte vorknoten, die Aortenkanüle herausziehen, die Knoten zuziehen und die Einstichstelle zusätzlich übernähen

Wundverschluss

- Blutstillung
- Pleura- und Mediastinaldrainagen nach Bedarf einlegen und diese an eine Bülau-Drainage anschließen
- Aufnähen eines passageren Schrittmacherdrahts
- Perikard fortlaufend verschließen
- Zählkontrolle
- Verdrahten des Sternums zum Verschluss der Sternotomie
- Fortlaufender Faszien- und Subkutanverschluss
- Hautverschluss
- Pflasterverband des Hautschnitts

Nachbereitung

- Zählkontrolle aller Verbandstoffe, Instrumente und Nadeln im Vieraugenprinzip

Besondere Informationen/ Komplikationen/ Hinweise zur Anästhesie

- Aortenklappeninsuffizienzen und -stenosen können sowohl bei Kindern als auch Erwachsenen auftreten. Angeborene Fehlbildungen, wie zwei statt drei Klappentaschen, können sowohl Insuffizienzen als auch Stenosen begünstigen
- Häufig erfolgt im Vorfeld ein MKG-Konzil zur Feststellung des Zahnstatus, mit ggf. ➤ Zahnextraktion als Endokarditisprophylaxe
- Dieser Eingriff findet unter Verwendung einer HLM statt:
  - Patienten werden für die gesamte Dauer der Anwendung vollheparinisiert
  - Durch kardioplegische Lösung wird für die Dauer der OP ein Herzstillstand induziert
- Klappenimplantate gibt es von verschiedenen Herstellern. Sie können sich in Form, Materialherstellung, Bereitstellungsform und/oder Anwendung unterscheiden
- Je nach Auswirkung des Aortenklappendefekts auf das Herz-Kreislaufsystem kann bei diesem Eingriff intraoperativ die Anlage eines oder mehrerer Koronarbypässe erforderlich werden
- Perioperative Komplikationen:
  - Verletzungen des Klappenrings oder der Aortenwand
  - Verschluss einer oder beider Koronarostien
  - Oversizing der Prothese
  - Entwöhnungsschwierigkeiten von der HLM
  - Temporäre Herzrhythmusstörungen
- Anästhesiologisch kann die Herstellung einer stabilen Hämodynamik durch Interferenzen zwischen Pathophysiologie des Aortenklappendefekts und Anästhesieverfahren erschwert sein

Atriumseptumdefektverschluss [ASD-Verschluss]

Verschluss eines angeborenen Defektes der Herzscheidewand auf Höhe der Herzvorhöfe, mit Blutaustausch zwischen dem linken und rechten Vorhof (Atrium dextrum und sinistrum). Es werden drei Typen unterschieden: Ostium primum-Defekt (ASD I, ca. 10 %), Ostium secundum-Defekt (ASD II, ca. 80 %) und Sinus venosus-Defekt (ca. 10 %)

Indikation

- Fixierter pulmonaler Bluthochdruck
- Erhöhtes Embolierisiko bzw. familiäre Thrombophilie

Symptome

- Relative Pulmonalstenose, abhängig von der Größe des Links-rechts Shunts, führt zu:
  - Verstärkter Infektanfälligkeit
  - (Belastungs-)Dyspnoe

Diagnostik

- Echokardiografie, ergänzend oder alternativ: MRT
- Herzkatheteruntersuchung nur bei Verdacht auf erhöhten pulmonalen Gefäßwiderstand
- EKG, Pulsoxymetrie

Interventionelle Alternativtherapien

- Herzkatheterintervention bei ASD II

Operation

Vorbereitung

- Hautdesinfektion von Jugulum bis Leiste, ohne Arme
- Wärmematte unter dem Patientenkörper zur Vermeidung einer Hypothermie
- NE unter die Schulter kleben
- **Cave!** Bei Vorhandensein eines implantierten Herzschrittmachers oder Defibrillators muss dieser im Vorfeld unbedingt deaktiviert werden
- **Cave!** Patientengruppe häufig Säuglinge bis Kindesalter

Patientenpositionierung

- Rückenposition mit beidseits adduzierten Armen
- Ggf. Verwendung eines Kindertisches

Spezielle Instrumente und Materialien, ggf. in Kindergröße

- 120° Aortenklemme
- Maschinenklemmen
- Sternumsäge, bei Säuglingen kann eine kräftige Schere ausreichen
- Thoraxsperrer mit speziellen Vorhofhaken
- Kanülen (Aorta, 2 × Vorhof, Kardioplegie) und Schläuche für die HLM
- Verschlussnaht (4–0 polyfil, nicht resorbierbar) und/oder Septumpatch (tierisches Perikard, Dacron oder PTFE)
- Schocklöffel für Defibrillator
- Mediastinal- und ggf. Pleuradrainage(n) mit Bülau-Flasche

Schnittführung

- Partielle Sternotomie der oberen Hälfte (➤ Aortenklappenersatz) *oder*
- Lateraler Hautschnitt rechtsseitig auf Höhe des 4.–5. Interkostalraums [ICR]
- Alternativ: medianer Längsschnitt über dem Sternum vom Jugulum bis zum oberen Epigastrium und mediane Sternotomie vom Manubrium sterni bis Processus xiphoideus

Kanülierung des Herzens

- ➤ Aortenklappenersatz
- **Abweichung:** den rechten Vorhof mit einer Präparierschere zweimal inzidieren, eine venöse Kanüle in der V. cava superior und eine in der V. cava inferior platzieren und beide am venösen Schlauch der HLM anschließen
- **Alternativ:** Im Kindesalter kann auch eine arterielle Kanülierung über die Leistengefäße erfolgen

Dekanülierung des Herzens

- ➤ Aortenklappenersatz
- **Abweichung:** Am rechten Vorhof werden zwei Kanülen entfernt und zwei Einstichstellen verschlossen

Wundverschluss

- Blutstillung
- Pleura- und Mediastinaldrainagen nach Bedarf einlegen und diese an eine Bülau-Drainage anschließen
- Aufnähen eines passageren Schrittmachers
- Zählkontrolle
- Perikard fortlaufend verschließen
- Verdrahten des Sternums, bei Säuglingen alternativ mit dicker Naht (1er oder 2er polyfil, resorbierbar)
- Fortlaufender Faszien- und Subkutanverschluss
- Hautverschluss
- Pflasterverband des Hautschnitts

Nachbereitung

- Zählkontrolle aller Verbandstoffe, Instrumente und Nadeln im Vieraugenprinzip

Besondere Informationen/ Komplikationen/ Hinweise zur Anästhesie

- Da es sich um einen angeborenen Herzfehler handelt, ist eine symptomatische Relevanz im Säuglings-, Kinder- und Jugendalter möglich, weswegen sich das Patientenklientel dieses Eingriffs häufig aus diesem Bereich zusammensetzt
- Dieser Eingriff findet unter Verwendung einer HLM statt:
  - Patienten werden für die gesamte Dauer der Anwendung vollheparinisiert
  - Durch kardioplegische Lösung wird ein Herzstillstand induziert
- Bei einem ASD-Verschluss erfolgt i. d. R. immer eine Doppelkanülierung des rechten Vorhofs mit je einer Kanüle direkt in die V. cava superior und in die V. cava inferior
- Perioperative Komplikationen:
  - Verletzungen der Trikuspidalklappe oder der Herzwand
  - Entwöhnungsschwierigkeiten von der HLM
  - Temporäre Herzrhythmusstörungen
- Postoperativ ist besonders auf das Auftreten eines Postperikardiotomiesyndroms und atriale Rhythmusstörungen zu achten
- Störung des Reizleitungssystems durch z. B. Verletzung des Sinusknotens

Coronary Artery Bypassgraft [CABG]

Herstellen eines Umgehungskreislaufs bei verengten bis verschlossenen Herzkranzgefäßen (Koronare Herzkrankheit [KHK]) mit Hilfe autologen Materials (V. saphena magna, V. saphena parva, A. mammaria, A. radialis)

Indikation

- Koronare Mehrgefäßerkrankung mit proximaler RIVA-Stenose von > 70 %
- Deutliche Hauptstammstenose der linken Koronararterie von > 50 %
- Infarktbedingter kardiogener Schock (in unter 5 % der Fälle) → Notfall!
- Status anginosus mit ST-Streckenveränderungen, Troponin und CK-Anstieg → Notfall!
- Nicht durchführbare Dilatation und Stenting oder ineffektive Lyse → Notfall!
- PTCA-Komplikationen: Dissektion, Verschluss → Notfall!
- Ventrikelruptur nach Infarkt → Notfall!

Symptome

Chronische KHK

- Angina pectoris – palpatorisch nicht reproduzierbarer Brustschmerz, erst unter Belastung, später dann in Ruhe

Akute KHK

- Lungenödem
- Unterversorgung des Herzens:
  - Veränderter Bewusstseinszustand
  - Kalte, blasse Haut und Extremitäten
  - Minderfunktion der Niere (Oligurie) und Verminderung der Urinausscheidung
  - Anstieg der Stoffwechselabbauprodukte im Blut (Serumlaktat)
- Herzrhythmusstörungen (Kammerflimmern)
- Angst
- Schwächegefühl

Diagnostik

- Klinische Diagnostik
- Echokardiografie in Ruhe und Belastung
- Koronarangiografie, alternativ Mehrschicht-Spiral-CT-Angiografie
- Ventrikulografie

Interventionelle Alternativtherapien

- Primäre perkutane Koronarintervention [pPCI] → Mittel der Wahl bei akutem Ereignis, wie z. B.:
  - Perkutane transluminale koronare Angioplastie [PTCA] → bei akutem Ereignis
- Off-Pump Coronary Artery Bypass [OPCAB]

Operation

Vorbereitung

- Hautdesinfektion von Jugulum bis Leiste:
  - Ein Arm zirkulär einschließlich der Hand, für Entnahme der A. radialis, kontralateraler Arm entfällt
  - Beide Beine zirkulär einschließlich der Füße, für V. saphena-Entnahme, ggf. dann ohne Arme
- Wärmematte unter dem Patientenkörper zur Vermeidung einer Hypothermie
- NE unter die Schulter kleben
- **Cave!** Bei Vorhandensein eines implantierten Herzschrittmachers oder Defibrillators muss dieser im Vorfeld unbedingt deaktiviert werden

Patientenpositionierung

- Rückenposition mit beidseits adduzierten Armen
- Ausnahme: Entnahme der A. radialis! Hier wird der betroffene Arm primär abduziert und intraoperativ wieder adduziert

Spezielle Instrumente und Materialien

- 120° Aortenklemme
- Mikroinstrumente (Nadelhalter, Pinzette, POTTS SMITH Gefäßschere)
- Maschinenklemmen
- Mammariasperrer, z. B. nach Jostra
- Sternumsäge
- Kanülen (Aorta, Vorhof, Kardioplegie) und Schläuche für die HLM
- Aortenstanzen in verschiedenen Durchmessern
- Instrumentarium für Sternumverdrahtung
- Schocklöffel für den Defibrillator
- Mediastinal- und ggf. Pleuradrainage(n) mit Bülau-Flasche

Schnittführung

- Medianer Längsschnitt über dem Sternum vom Jugulum bis zum oberen Epigastrium und mediane Sternotomie vom Manubrium sterni bis Processus xiphoideus
- Alternativ ist auch eine partielle obere Sternotomie [POS] in J-Form auf Höhe 3.–4. Interkostalraum [ICR] möglich (➤ Aortenklappenersatz)

Kanülierung des Herzens

- ➤ Aortenklappenersatz

Dekanülierung des Herzens

- ➤ Aortenklappenersatz

Wundverschluss

- Blutstillung
- Pleura- und Mediastinaldrainagen nach Bedarf einlegen und diese an eine Bülau-Drainage anschließen
- Aufnähen eines passageren Schrittmacherdrahts
- Zählkontrolle
- Perikard fortlaufend verschließen
- Verdrahten des Sternums zum Verschluss der Sternotomie
- Fortlaufender Faszien- und Subkutanverschluss
- Hautverschluss
- Pflasterverband des Hautschnitts

Nachbereitung

- Zählkontrolle aller Verbandstoffe, Instrumente und Nadeln im Vieraugenprinzip

Besondere Informationen/ Komplikationen/ Hinweise zur Anästhesie

- Dieser Eingriff findet unter Verwendung einer HLM statt:
  - Patienten werden für die gesamte Dauer der Anwendung vollheparinisiert
  - Durch kardioplegische Lösung wird für die Dauer der OP ein Herzstillstand induziert
- Perioperative Komplikationen:
  - Herz-Kreislauf-Instabilität beim Abgehen von der HLM: Implantation einer intraaortalen Ballonpumpe [IABP] zur Gegenpulsation oder einer extrakorporalen Membranoxygenation [ECMO]
  - Herzrhythmusstörungen, auch postoperativ
  - Verschluss des Bypassgrafts
  - Nachblutung durch Anastomosenundichtigkeit
  - Schlaganfall
- Hämodynamische Ziele während der Narkose müssen ein optimales myokardiales O_2-Angebot und ein minimaler myokardialer O_2-Bedarf sein. Hierzu sollten Angst, Tachykardien, Hypo- und Hypertensionen anästhesiologisch vermieden werden

Defibrillatorimplantation

Implantation eines Gerätes zur Überwachung und Steuerung eines pathologischen Herzrhythmus, um diesen in einen normalen, physiologischen Bereich zu bringen

Indikation

- Supraventrikuläre und ventrikuläre Tachykardien (SVT bzw. VT)
- Linksventrikuläre Pumpfunktion von < 35 %

Symptome

- Herzstolpern
- Herzrasen bzw. -klopfen bis hin zu Kammerflimmern
- Schwindel, Kreislaufinstabilitäten bis hin zur Bewusstlosigkeit
- Plötzlicher Herztod durch Kammerflattern oder -flimmern

Diagnostik

- Klinische Untersuchung
- Langzeit-EKG
- Standard- und Belastungs-EKG
- Eventrecorder (evtl. implantiert)
- Echokardiografie
- Röntgen-Thorax
- MRT
- Herzkatheteruntersuchung mit selektiver Koronarangiografie

Interventionelle Alternativtherapien

- Medikamentös
- Herzschrittmacherimplantation (bei bradykarden Herzrhythmusstörungen)

Operation

Vorbereitung
- Hautdesinfektion der gewählten Seite von Jugulum bis Mamille und von Sternum bis über die Rippen
- NE unter die ipsilaterale Schulter oder auf den ipsilateralen Oberschenkel

Patientenpositionierung
- Rückenposition mit ipsilateralem Arm adduziert und kontralateralem Arm abduziert
- Kopf zur kontralateralen Seite gedreht

Spezielle Instrumente und Materialien
- Sterile Abdeckung für den C-Bogen
- Implantationsbesteck für die Schrittmachersonden
- 1–3 Sonden je nach Bedarf
- 1 Defibrillatoraggregat
- Anschlusskabel für das Defibrillatortestgerät
- Wundspreizer

Schnittführung
- 5–7 cm langer, fast vertikaler Hautschnitt unterhalb der rechten oder linken Klavikula

Wundverschluss
- Abschließende Röntgenkontrolle
- Kontrolle auf Bluttrockenheit

- Zählkontrolle
- Subkutaner Wunderschluss mit fortlaufender Naht (3–0, polyfil, resorbierbar)
- Intrakutane Hautnaht

Nachbereitung

- Zählkontrolle aller Verbandstoffe, Instrumente und Nadeln im Vieraugenprinzip
- Ggf. Überstellung des Patienten zur abschließenden Kontrolle und Programmierung in die Kardiologie

Besondere Informationen/ Komplikationen/ Hinweise zur Anästhesie

- Die Implantation der Defibrillatorsonden erfolgt i. d. R. über die V. cephalica, V. subclavia oder V. jugularis, mit einer Aggregattasche auf Höhe des M. pectoralis major
- Bei bis zu zwei Sonden kann dieser Eingriff bei Erwachsenen ambulant und unter lokaler Anästhesie durchgeführt werden
- Im Falle der Notwendigkeit eines 3-Sonden-Defibrillators findet dieser Eingriff i. d. R. im Herzkatheterlabor bzw. in einem Hybridsaal statt, da die dritte Sonde in den Sinus coronarius eingeführt wird, welcher sich an der rechten Herzhinterwand befindet. Dieses Procedere benötigt eine stärke Bildgebung, als dies ein C-Bogen im Stande wäre zu leisten
- Anästhesie ist in diesem Fall Stand-by vor Ort
- Bei bis zu zwei Sonden findet dieser Eingriff unter intraoperativer Röntgenkontrolle per C-Bogen statt
- Zur Begleitung der Implantation und Überprüfung der Funktionalität des Schrittmachers ist immer ein Kardiologe oder Kardiotechniker mit entsprechendem Messequipment involviert
- Perioperative Komplikationen:
  - Infektion
  - Hämatombildung
  - Pneumothorax
  - Dislokation oder Bruch der Elektroden
  - Muskelzucken bei Isolationsdefekten
  - LV-Sonden-Dysfunktionen
  - Zwerchfellstimulation
  - Sinus-coronarius-Verletzungen

Herzschrittmacherimplantation

Implantation eines Gerätes zur Überwachung und Steuerung eines pathologischen Herzrhythmus, um diesen in einen normalen, physiologischen Bereich zu bringen

Indikation

- Anhaltende symptomatische Bradykardien:
  - Sick-Sinus-Syndrom
  - Sinusknotenstillstand
  - AV-Blockierungen
  - Asystolien durch Karotissinussyndrom
  - Bradyarrhythmien bei Vorhofflimmern
- Long-QT-Syndrom (Bradykardie-induzierte Tachykardien)

Symptome

- Herzstolpern
- Herzrasen bzw. -klopfen
- Aussetzen von Herzschlägen
- Schwindel, Kreislaufinstabilitäten bis hin zur Bewusstlosigkeit
- Plötzlicher Herztod durch Herzkreislaufstillstand

Diagnostik

- Klinische Untersuchung
- Langzeit-EKG
- Standard- und Belastungs-EKG
- Eventrecorder (evtl. implantiert)
- Echokardiografie
- Röntgen-Thorax
- MRT
- Herzkatheteruntersuchung mit selektiver Koronarangiografie

Interventionelle Alternativtherapien

- Medikamentös
- Perkutane Implantation eines „kabellosen" Kardiokapselschrittmachers
- Defibrillatorimplantation (bei tachykarden Herzrhythmusstörungen)

Operation

Vorbereitung

- Hautdesinfektion der gewählten Seite von Jugulum bis Mamille und von Sternum bis über die Rippen
- Röntgenschutz unter den Patientenkörper für Abdomen und Genitalbereich, ohne den Situs zu beeinträchtigen
- NE unter die ipsilaterale Schulter oder auf den ipsilateralen Oberschenkel

Patientenpositionierung

- Rückenposition mit ipsilateralem Arm adduziert und kontralateralem Arm abduziert
- Kopf zur kontralateralen Seite gedreht

Spezielle Instrumente und Materialien

- Sterile Abdeckung für den C-Bogen
- Implantationsbesteck für die Schrittmachersonden

- 1–2 Schrittmachersonden je nach Bedarf
- 1 Schrittmacheraggregat
- Anschlusskabel für das Schrittmachertestgerät
- Wundspreizer

Schnittführung
- 5–7 cm langer, fast vertikaler Hautschnitt unterhalb der rechten oder linken Klavikula

Wundverschluss
- Abschließende Röntgenkontrolle
- Kontrolle auf Bluttrockenheit
- Zählkontrolle
- Subkutaner Wunderschluss mit fortlaufender Naht (3–0, polyfil, resorbierbar)
- Intrakutane Hautnaht

Nachbereitung
- Zählkontrolle aller Verbandstoffe, Instrumente und Nadeln im Vieraugenprinzip
- Ggf. Überstellung des Patienten zur abschließenden Kontrolle und Programmierung in die Kardiologie

Besondere Informationen/ Komplikationen/ Hinweise zur Anästhesie

- Dieser Eingriff wird bei Erwachsenen regelhaft ambulant und unter lokaler Anästhesie durchgeführt
- Der Eingriff geschieht unter intraoperativer Röntgenkontrolle per C-Bogen
- Die Implantation der Schrittmachersonden erfolgt i. d. R. über die V. cephalica, V. subclavia oder V. jugularis, mit einer Aggregattasche auf Höhe des M. pectoralis major
- Anästhesie ist in Standby vor Ort
- Zur Begleitung der Implantation und Überprüfung der Funktionalität des Schrittmachers ist immer ein Kardiologe oder Kardiotechniker mit entsprechendem Messequipment involviert
- Perioperative Komplikationen:
  - Infektion
  - Hämatombildung
  - Pneumothorax
  - Dislokation oder Bruch der Elektroden
  - Muskelzucken bei Isolationsdefekten

Minimally Invasive Direct Coronary Artery Bypass [MIDCAB]

Herstellen eines Umgehungskreislaufs bei verengten bis verschlossenen Herzkranzgefäßen der Vorderwand (Koronare Herzkrankheit [KHK]) mit Hilfe autologen Materials (i. d. R. A. mammaria, seltener V. saphena magna, V. saphena parva oder A. radialis) **ohne** *Verwendung der HLM in* **minimalinvasiver Technik**

Indikation

- Koronare Gefäßerkrankung der Vorderwand mit proximaler RIVA-Stenose von > 70 %
- Deutliche Hauptstammstenose der linken Koronararterie von > 50 %
- Besonders Patienten mit reduzierter Pumpfunktion des Herzens oder mit perioperativ erhöhtem neurologischem Risikoprofil

Symptome

- Angina pectoris – palpatorisch nicht reproduzierbarer Brustschmerz, erst unter Belastung, später dann in Ruhe

Diagnostik

- Klinische Diagnostik
- Belastungs-EKG
- Echokardiografie in Ruhe und Belastung
- Koronarangiografie, alternativ Mehrschicht-Spiral-CT-Angiografie
- Ventrikulografie

Interventionelle Alternativtherapien

- Primäre perkutane Koronarintervention [pPCI]:
  - Perkutane transluminale koronare Angioplastie [PTCA]
  - Intrakoronare Stenteinlage
- ➢ Coronary Artery Bypassgraft [CABG]
- Off-Pump Coronary Artery Bypass [OPCAB]

Operation

Vorbereitung

- Hautdesinfektion von Jugulum bis Leiste, ggf. zusätzlich:
  - Ein Arm zirkulär einschließlich der Hand für Entnahme der A. radialis *oder*
  - Beide Beine zirkulär einschließlich der Füße für V. saphena-Entnahme
- Wärmematte unsteril unter dem Körper und steril über Beine sowie Hüftbereich zur Vermeidung einer Hypothermie
- NE unter die Schulter kleben

Patientenpositionierung

- Rückenposition mit Keilkissen linksseitig unter Thorax, beide Arme adduziert

- Ausnahme: Entnahme der A. radialis. Hier wird der betroffene Arm primär abduziert und intraoperativ wieder adduziert

Spezielle Instrumente und Materialien

- Mikroinstrumente (Nadelhalter, Pinzette, POTTS SMITH Gefäßschere)
- Koronargefäßshunts
- Vakuumstabilisator für die Herzwand
- Zum minimalen Zugang passender Thoraxsperrer
- Klebepatches für Defibrillator
- Mediastinal- und ggf. Pleuradrainage(n) mit Bülau-Flasche

Schnittführung

- Lateraler Hautschnitt linksseitig auf Höhe des 4.–5. ICR

Wundverschluss

- Blutstillung
- Ggf. Pleura- und Mediastinaldrainagen nach Bedarf einlegen und diese an eine Bülau-Drainage anschließen
- Aufnähen eines passageren Schrittmacherdrahts
- Zählkontrolle
- Perikard fortlaufend verschließen
- Fortlaufender Faszien- und Subkutanverschluss
- Hautverschluss
- Pflasterverband des Hautschnitts

Nachbereitung

- Zählkontrolle aller Verbandstoffe, Instrumente und Nadeln im Vieraugenprinzip

Besondere Informationen/ Komplikationen/ Hinweise zur Anästhesie

- Dieser Eingriff findet am schlagenden Herzen statt!
- Hier kommt dem perioperativen Wärmemanagement besondere Bedeutung zu, da die Wärmeregulation nicht über eine HLM erfolgen kann. Daher unbedingte Verwendung von Wärmedecken, gewärmten Infusionen und Erhöhen der Saaltemperatur auf bis zu 28 °C (je nach Toleranz des OP-Teams)
- Perioperative Komplikationen:
  - Intraoperativer infarktbedingter kardiogener Schock [IKS] → Anschluss an die HLM
  - Herz-Kreislauf-Instabilität → je nach Zeitpunkt, Anschluss an die HLM, Implantation einer intraaortalen Ballonpumpe [IABP] zur Gegenpulsation oder einer extrakorporalen Membranoxygenation [ECMO]
  - Mediane Sternotomie als Folge einer IKS oder Herz-Kreislauf-Instabilität
  - Herzrhythmusstörungen, auch postoperativ
  - Verschluss des Bypassgrafts
  - Nachblutung durch Anastomosenundichtigkeit
  - Schlaganfall
- Hämodynamische Ziele während der Narkose müssen ein optimales myokardiales O_2-Angebot und ein minimaler myokardialer O_2-Bedarf sein. Hierzu sollten Angst, Tachykardien, Hypo- und Hypertensionen anästhesiologisch vermieden werden
- Da das Sternum intakt bleibt, ist die Brustwand stabil und die Atemmechanik dieser Patienten weniger beeinträchtigt, wodurch sie postoperativ 2–4 Std. früher extubiert werden können

Mitralklappenersatz [MKE]

Ersatz einer dysfunktionalen Mitralklappe durch ein biologisches oder mechanisches Implantat

Indikation

- Schwere linksventrikuläre Dysfunktion und mittel- bis hochgradige, sekundäre Mitralklappeninsuffizienz Stadium NYHA II-III (➤ Transcatheter aortic-valve Implantation [TAVI])
- Mitralklappenstenose im Stadium NYHA II–III

Symptome

- Atembeschwerden unter Belastung, später in Ruhe
- Schwindel und Leistungsminderungen
- Lungenödeme
- Pulmonaler Bluthochdruck
- Vorhofflimmern
- Blockaden im Reizleitungssystem aufgrund einer Vergrößerung von Vorhof und Kammer

Diagnostik

- Klinische Diagnostik
- Auskultation
- Transthorakale und transösophageale Echokardiografie
- Herzkatheter mit Ventrikulografie und Koronarangiografie bei Patienten > 40 J.

Interventionelle Alternativtherapien

- Mitralklappenrekonstruktion [MKR]

Operation

Vorbereitung

- Hautdesinfektion von Jugulum bis Leiste, ohne Arme, ggf. ein Bein zirkulär einschließlich des Fußes, falls die V. saphena magna benötigt wird
- Wärmematte unter dem Patientenkörper zur Vermeidung einer Hypothermie
- NE unter die Schulter kleben
- **Cave!** Bei Vorhandensein eines implantierten Herzschrittmachers oder Defibrillators muss dieser im Vorfeld unbedingt deaktiviert werden

Patientenpositionierung

- Rückenposition mit beidseits adduzierten Armen

Spezielle Instrumente und Materialien

- 120° Aortenklemme, Rongeure, Maschinenklemmen
- Sternumsäge
- Thoraxsperrer mit speziellen Vorhofhaken
- Klappensizer, immer implantateherstellerspezifisch
- Kanülen (Aorta, 2 × Vorhof, Kardioplegie) und Schläuche für die HLM
- Instrumentarium für Sternumverdrahtung
- Schocklöffel für den Defibrillator

- Spezielle Klappennähte (polyfil, nicht resorbierbar, doppelt armiert, mit PTFE-Pledgets) in ausreichender Zahl
- Mediastinal- und ggf. Pleuradrainage(n) mit Bülau-Flasche

Schnittführung

- Medianer Längsschnitt über dem Sternum vom Jugulum bis zum oberen Epigastrium und mediane Sternotomie vom Manubrium sterni bis Processus xiphoideus
- Alternativ: partielle Sternotomie der oberen Hälfte (➤ Aortenklappenersatz)

Kanülierung des Herzens

- ➤ Aortenklappenersatz
- **Abweichung:** den rechten Vorhof mit einer Präparierschere zweimal inzidieren, eine venöse Kanüle in der V. cava superior und eine in der V. cava inferior platzieren und beide am venösen Schlauch der HLM anschließen

Dekanülierung des Herzens

- ➤ Aortenklappenersatz
- **Abweichung:** Am rechten Vorhof werden zwei Kanülen entfernt und zwei Einstichstellen verschlossen

Wundverschluss

- Blutstillung
- Pleura- und Mediastinaldrainagen nach Bedarf einlegen und diese an eine Bülau-Drainage anschließen
- Aufnähen eines passageren Schrittmacherdrahts
- Zählkontrolle
- Perikard fortlaufend verschließen
- Verdrahten des Sternums zum Verschluss der Sternotomie
- Fortlaufender Faszien- und Subkutanverschluss
- Hautverschluss
- Pflasterverband des Hautschnitts

Nachbereitung

- Zählkontrolle aller Verbandstoffe, Instrumente und Nadeln im Vieraugenprinzip

Besondere Informationen/ Komplikationen/ Hinweise zur Anästhesie

- Häufig erfolgt im Vorfeld ein MKG-Konzil zur Feststellung des Zahnstatus, mit ggf. ➤ Zahnextraktion als Endokarditisprophylaxe
- Bei einer Mitralklappenoperation erfolgt immer eine Doppelkanülierung des rechten Vorhofs mit je einer Kanüle direkt in die V. cava superior und in die V. cava inferior
- Dieser Eingriff findet unter Verwendung einer HLM statt:
  - Patienten werden für die gesamte Dauer der Anwendung vollheparinisiert
  - Durch kardioplegische Lösung wird für die Dauer der OP ein Herzstillstand induziert
- Klappenimplantate gibt es von verschiedenen Herstellern. Sie können sich in Form, Materialherstellung, Bereitstellungsform und/oder Anwendung unterscheiden
- Je nach Auswirkung des Mitralklappendefekts auf das Herz-Kreislaufsystem kann bei diesem Eingriff intraoperativ die Anlage

eines oder mehrerer Koronarbypässe erforderlich werden
- Perioperative Komplikationen:
  - Verletzungen des Klappenrings oder der Herzwand
  - Oversizing der Prothese
  - Entwöhnungsschwierigkeiten von der HLM
  - Temporäre Herzrhythmusstörungen
- Anästhesiologisch ist das Ziel bei Patienten mit Mitralklappeninsuffizienz, einen plötzlichen Abfall der Herzfrequenz, der Myokardkontraktilität und einen Anstieg des peripheren Gefäßwiderstandes zu vermeiden bzw. dem rasch entgegenzuwirken
- **Mitralklappenrekonstruktion:** Anstatt die gesamte Klappe zu ersetzen, ist es heutzutage häufig möglich, die Klappe zu rekonstruieren und sie somit zu erhalten. Es wird der Klappenring gerafft, um eine Suffizienz der Kappe wiederherzustellen. Zur Unterstützung kann hierbei ein sog. Mitralklappenring implantiert werden. Auch hier werden dann entsprechende Sizer benötigt, ansonsten bleiben die hier genannten Inhalte gleich

Off-Pump Coronary Artery Bypass [OPCAB]

Herstellen eines Umgehungskreislaufs bei verengten bis verschlossenen Herzkranzgefäßen (Koronare Herzkrankheit [KHK]) mit Hilfe autologen Materials (V. saphena magna, V. saphena parva, A. mammaria, A. radialis) **ohne** *Verwendung der HLM*

Indikation

- Koronare Mehrgefäßerkrankung mit proximaler RIVA-Stenose von > 70 %
- Deutliche Hauptstammstenose der linken Koronararterie von > 50 %
- Besonders Patienten mit reduzierter Pumpfunktion des Herzens oder mit perioperativ erhöhtem neurologischem Risikoprofil

Symptome

- Angina pectoris – palpatorisch nicht reproduzierbarer Brustschmerz, erst unter Belastung, später dann in Ruhe

Diagnostik

- Klinische Diagnostik
- Echokardiografie in Ruhe und Belastung
- Koronarangiografie, alternativ Mehrschicht-Spiral-CT-Angiografie
- Ventrikulografie

Interventionelle Alternativtherapien

- Primäre perkutane Koronarintervention [pPCI]:
  - Perkutane transluminale koronare Angioplastie [PTCA]
  - Intrakoronare Stenteinlage
- ➤ Coronary Artery Bypassgraft [CABG]

Operation

Vorbereitung

- Hautdesinfektion von Jugulum bis Leiste:
  - Ein Arm zirkulär einschließlich der Hand, für Entnahme der A. radialis
  - Beide Beine zirkulär einschließlich der Füße für V. saphena-Entnahme, i. d. R. dann ohne Arme
- Wärmematte unsteril unter dem Körper und steril über Beine sowie Hüftbereich zur Vermeidung einer Hypothermie
- NE unter die Schulter kleben

Patientenpositionierung

- Rückenposition mit beidseits adduzierten Armen
- Ausnahme: Entnahme der A. radialis. Hier wird der betroffene Arm primär abduziert und intraoperativ wieder adduziert

Spezifische Instrumente und Materialien

- Mikroinstrumente (Nadelhalter, Pinzette, POTTS SMITH Gefäßschere)
- Mammariasperrer, z. B. nach Jostra
- Vakuumstabilisatoren für die Herzwand sowie den Apex
- OPCAB-Thoraxsperrer
- Sternumsäge
- C- oder Satinsky-Klemme **anstatt** einer 120° Aortenklemme
- Aortenstanzen in verschiedenen Durchmessern
- Koronargefäßshunts
- Instrumentarium für Sternumverdrahtung
- Schocklöffel für den Defibrillator
- Mediastinal- und ggf. Pleuradrainage(n) mit Bülau-Flasche

Schnittführung

- Medianer Längsschnitt über dem Sternum vom Jugulum bis zum oberen Epigastrium und mediane Sternotomie vom Manubrium sterni bis Processus xiphoideus

Wundverschluss

- Blutstillung
- Pleura- und Mediastinaldrainagen nach Bedarf einlegen und diese an eine Bülau-Drainage anschließen
- Aufnähen eines passageren Schrittmacherdrahts
- Zählkontrolle
- Perikard fortlaufend verschließen
- Verdrahten des Sternums zum Verschluss der Sternotomie
- Fortlaufender Faszien- und Subkutanverschluss
- Hautverschluss
- Pflasterverband des Hautschnitts

Nachbereitung

- Zählkontrolle aller Verbandstoffe, Instrumente und Nadeln im Vieraugenprinzip

Besondere Informationen/ Komplikationen/ Hinweise zur Anästhesie

- Dieser Eingriff findet am schlagenden Herzen statt!
- Hier kommt dem perioperativen Wärmemanagement besondere Bedeutung zu, da die Wärmeregulation nicht über eine HLM erfolgen kann. Daher unbedingte Verwendung von Wärmedecken, gewärmten Infusionen und Erhöhen der Saaltemperatur auf bis zu 28 °C (je nach Toleranz des OP-Teams)
- Perioperative Komplikationen:
  - Intraoperativer infarktbedingter kardiogener Schock → Anschluss an die HLM
  - Herz-Kreislauf-Instabilität → Implantation einer intraaortalen Ballonpumpe [IABP] zur Gegenpulsation oder einer extrakorporalen Membranoxygenation [ECMO]
  - Herzrhythmusstörungen, auch postoperativ
  - Verschluss des Bypassgrafts
  - Nachblutung durch Anastomosenundichtigkeit
  - Schlaganfall
- Hämodynamische Ziele während der Narkose müssen ein optimales myokardiales O_2-Angebot und ein minimaler myokardialer O_2-Bedarf sein. Hierzu sollten Angst, Tachykardien, Hypo- und Hypertensionen anästhesiologisch vermieden werden

Transcatheter aortic-valve Implantation [TAVI]

Minimalinvasiver Ersatz der dysfunktionalen Aortenklappe durch ein biologisches Implantat über einen Gefäßkatheter

Indikation

- Aortenklappeninsuffizienz im Stadium NYHA III–IV (s. u.)
- Aortenklappenstenose im Stadium NYHA III–IV
- Patienten, die mit standardchirurgischen Verfahren (offen oder minimalinvasiv) nicht oder nur unter erhöhtem Risiko operiert werden können und eine Lebenserwartung von > 1 Jahr haben, z. B.:
  - Multimorbide, altersgebrechliche Patienten mit einer Aortenklappenstenose
  - Patienten mit einer Porzellanaorta

Symptome

- Angina pectoris
- Atembeschwerden
- Spontane Bewusstseinsverluste (Synkopen)
- Bei Aortenklappeninsuffizienz: Linksherzinsuffizienzen mit Tachykardie

New York Heart Association [NYHA]-Klassifikation der Herzinsuffizienzen

- NYHA I: keine Einschränkung der Belastbarkeit; vollständiges Fehlen von Symptomen oder Beschwerden bei Belastung bei diagnostizierter Herzkrankheit
- NYHA II: leichte Einschränkung der Belastbarkeit; Beschwerdefreiheit in Ruhe und bei leichter Anstrengung, Auftreten von Symptomen bei stärkerer Belastung
- NYHA III: starke Einschränkung der Belastbarkeit; Beschwerdefreiheit in Ruhe, Auftreten von Symptomen bereits bei leichter Belastung
- NYHA IV: dauerhafte Symptomatik, auch in Ruhe

Diagnostik

- Klinische Diagnostik
- Auskultation
- Transthorakale und transösophageale Echokardiografie
- Herzkatheter mit Ventrikulografie und Koronarangiografie bei Patienten > 40 J.

Interventionelle Alternativtherapien

- Offen chirurgischer > Aortenklappenersatz

Operation

Vorbereitung

- Hautdesinfektion von Jugulum bis oberhalb der Knie, ohne Arme
- Wärmematte unter dem Patientenkörper zur Vermeidung einer Hypothermie
- NE unter die Schulter kleben
- **Cave!** Bei Vorhandensein eines implantierten Herzschrittmachers oder Defibrillators muss dieser im Vorfeld unbedingt deaktiviert werden

Patientenpositionierung
- Rückenposition mit beidseits adduzierten Armen

Spezielle Instrumente und Materialien
- Katheterschleuse
- Pigtail-Katheter als Führungsdraht
- Spezielles Katheterset für die Klappeninsertion, herstellerspezifisch
- Ballonkatheter zur Sprengung der defekten Klappe (Valvuloplastie)
- Faltbare Aortenklappe, herstellerspezifisch
- Schrittmacherkabel für ein Rapid Pacing
- Gefäßklemmen, Gefäßschere, Gefäßnadelhalter und Nähte
- Röntgenschutz für alle Beteiligten im Kontrollbereich (3,5–4 m Umkreis)
- Instrumentensieb und Sternumsäge für ein offenes Vorgehen und Anschluss an die Herz-Lungen-Maschine [HLM] (in Vorhalte)
- Kanülen (Aorta, Vorhof, Kardioplegie) und Schläuche für die HLM (in Vorhalte)

Schnittführung
- Zugang über die A. femoralis communis
- Alternativ: transapikaler Zugang (linke Ventrikelspitze) per kleiner anterolateraler Thorakotomie im 5. oder 6. Interkostalraum oder über A. subclavia bzw. transaortal

Wundverschluss
- Blutstillung
- Zählkontrolle
- Fortlaufender Faszien- und Subkutanverschluss je nach Zugang
- Hautverschluss
- Pflasterverband des Hautschnitts

Nachbereitung
- Zählkontrolle aller Verbandstoffe, Instrumente und Nadeln im Vieraugenprinzip

Besondere Informationen/ Komplikationen/ Hinweise zur Anästhesie

- Häufig erfolgt im Vorfeld ein Mund-Kiefer-Gesichtschirurgie-Konzil zur Feststellung des Zahnstatus, mit ggf. ➤ Zahnextraktion als Endokarditisprophylaxe
- Die TAVI als Verfahren zum Aortenklappenersatz wird ausschließlich ab dem 75. Lebensjahr empfohlen, in Einzelfällen bereits ab dem 70. Lebensjahr. Für den Einsatz bei Kindern ist sie derzeit nicht empfohlen
- Der gesamte Eingriff erfolgt unter ständiger Durchleuchtungskontrolle entweder im Herzkatheter[HK]-Labor oder einem geeigneten Hybrid-OP
- Absolute Kontraindikation: schwere Aortenatherosklerose mit mobilen Plaques
- Klappenimplantate gibt es von verschiedenen Herstellern. Sie können sich in Form, Materialherstellung, Bereitstellungsform und/oder Anwendung unterscheiden
- Perioperative Komplikationen:
  - Notwendiger intraoperativer Anschluss an die HLM
  - Verletzungen des Klappenrings oder der Aortenwand
  - Verschluss einer oder beider Koronarostien
  - Oversizing der Prothese
  - Temporäre Herzrhythmusstörungen
  - Verletzung des jeweilig katheterisierten Gefäßes
  - Gefäßembolien, verursacht durch das Vorschieben des Katheters oder eines Klappenanteils nach Valvuloplastie
  - Notwendigkeit einer venoarteriellen extrakorporalen Membranoxygenierung

[ECMO], wenn das „Rapid Pacing" hämodynamisch nicht vertragen wird oder die Pumpfunktion erheblich eingeschränkt ist
- Bei der Valvuloplastie folgt aufgrund einer hochgradige Aortenklappeninsuffizienz ein kritischer Low-Output
- Koronarischämie durch Verlagerung der gesprengten Klappensegel vor oder Anteile in ein Koronarostium

• Postoperatives Lösen der neuen Klappe und Wandern in den Aortenbogen
• Anästhesiologisch kann die Herstellung einer stabilen Hämodynamik durch Interferenzen zwischen Pathophysiologie des Aortenklappendefekts und Anästhesieverfahren erschwert sein.

Kinderchirurgie

Desinvagination

Chirurgische Behebung einer Einstülpung von meist proximalen Dünndarmanteilen in den distalen Dickdarm auf Höhe des Ileozökalpols

Indikation

- Konservativ nicht reponierbare Invagination eines oder mehrerer Darmabschnitte

Symptome

- Plötzliches schwallartiges Erbrechen
- Unruhe und Schreien
- Blassgraue Hautfärbung
- Schonhaltung (Liegen in Embryonalstellung)
- Keine Darmgeräusche im betroffenen Darmbereich und aufgetriebenes Abdomen
- Abwehrspannung des Abdomens

Diagnostik

- Anamnese
- Klinische Untersuchung (Inspektion, Auskultation, Palpation)
- Abdomensonografie

Interventionelle Alternativtherapien

- Hydrostatische Desinvagination

Operation

Vorbereitung

- Wärmematte unter dem Patientenkörper und Aufheizen des OP-Saals zur Vermeidung einer Hypothermie
- **NE in Kindergröße** auf den Rücken oder Oberschenkel
- Hautdesinfektion des Abdomens von Mamillenunterrand bis Symphyse

Patientenpositionierung

- Rückenposition auf einem Kindertisch, mit einem Arm abduziert und einem adduziert

Spezielle Instrumente und Materialien

- Dauerkatheter
- Abdominale Instrumente in filigraner Größe passend zur Kinderanatomie:
  - U. a. harte und weiche Darmklemmen
  - Kleiner Bauchdeckenrahmen oder -sperrer
- Ggf. polyfile, resorbierbare Nähte für Darmanastomosen oder lineare Klammernahtgeräte mit ausreichend Magazinen
- Kleine Bauchtücher bzw. Streifen
- Abdominaldrainage, z. B. Easyflow
- Passendes Histologiegefäß mit Formalin für evtl. Darmresektat

Schnittführung

- Mediane Längslaparotomie

Wundverschluss

- Zählkontrolle
- Schichtweiser Verschluss (Peritoneum und Faszie)
- Hautverschluss
- Steriler Hautverband

Nachbereitung

- Zählkontrolle aller Verbandstoffe, Instrumente und Nadeln im Vieraugenprinzip

Besondere Informationen/ Komplikationen/ Hinweise zur Anästhesie

- Perioperative Komplikationen:
  - Serosaeinrisse
  - Perforation des betroffenen Darmabschnitts
  - Hohe Rezidivrate (20 %)
- Aufgrund einer hohen Rezidivwahrscheinlichkeit (30 %) in den ersten 24 Stunden ist eine stationäre Überwachung 48 Stunden nach OP obligat
- Von einer Invagination betroffen sind meist Säuglinge und Kleinkinder
- Säuglinge älter als 6 Monate und Kleinkinder verstehen noch keine abstrakten Zusammenhänge, die Trennung von den Bezugspersonen kann daher traumatisch sein und Interventionen, wie Untersuchungen, werden meist abgelehnt

Durchzugsoperation (endorektale) nach De la Torre, transanal

Laparoskopisch assistierte, transanale Beseitigung einer Dickdarmengstellung mit dahinterliegendem Megakolon

Indikation

- Morbus Hirschsprung: Fehlen von Ganglien (Nervenzellen) im Dickdarm, welche für die Fähigkeit zum Erschlaffen der Darmmuskulatur notwendig sind

Symptome

- Verspäteter Mekoniumabgang (erster Stuhl des Neugeborenen)
- Obstipationsneigung
- Explosionsartige Defäkation nach Manipulation am Rektum
- Aufgetriebenes Abdomen
- Eingestellte Darmtätigkeit
- Megakolon
- Wachstumsstörungen

Diagnostik

- Anamnese
- Klinische Untersuchung (Inspektion, Auskultation, Palpation)
- Abdomensonografie

Interventionelle Alternativtherapien

- Stomaanlage und späterer endorektaler Durchzug

Operation

Vorbereitung
- Wärmematte unter dem Patientenkörper und Aufheizen des OP-Saals zur Vermeidung einer Hypothermie
- **NE in Kindergröße** auf dem Rücken oder Oberschenkel
- Verwendung eines in Größe passenden OP-Tischs für Kinder
- Hautdesinfektion des Unterbauchs von subumbilikal bis zur Symphyse und innenseitig über beide Oberschenkel sowie Schleimhautdesinfektion des Afters

Patientenpositionierung
- **Zu Beginn:** Rückenposition mit einem Arm abduziert und einem adduziert
- **Intraoperativ:** Umpositionierung in Steinschnitt, durch Spreizen der Kinderbeine und unter Zuhilfenahme von Polstern

Spezielle Instrumente und Materialien
- Dauerkatheter
- MIC-Videoturm mit u. a. CO_2-Insufflator
- Veres-Kanüle und Trokare (5 mm)

- Kinderoptik und steriler Kamerabezug
- MIC-Instrumente, passend zur Kinderanatomie
- Ggf. endoskopisches Saug-Spülsystem
- Abdominale Instrumente in filigraner Größe passend zum Kinderkörper:
  - U. a. harte und weiche Darmklemmen
  - Kleiner Bauchdeckenrahmen oder -sperrer
- Polyfile, resorbierbare Nähte für Darmanastomosen
- Kleine Bauchtücher bzw. Streifen
- Ggf. kleine Abdominaldrainage, z. B. Easy-flow
- Passendes Histologiegefäß **ohne** Formalin für Schnellschnitt/Vollwandbiopsien
- Passendes Histologiegefäß mit Formalin für Darmresektat

Schnittführung

- Supra- oder subumbilikale Hautinzision zur Anlage des Pneumoperitoneums. Weitere Hautinzisionen im Unterbauch nach Pneumoperitoneum für weitere Trokare
- Nach Sicherung der Übergangszone: mediane Unterbauchlaparotomie
- Intraoperativ: rektaler Zugang und zirkuläres Eröffnen der rektalen Schleimhaut zur Mobilisation des Rektums

Wundverschluss

- Zählkontrolle
- Schichtweiser Verschluss (Peritoneum und Faszie)
- Hautverschluss
- Steriler Hautverband

Nachbereitung

- Zählkontrolle aller Verbandstoffe, Instrumente und Nadeln im Vieraugenprinzip

Besondere Informationen/ Komplikationen/ Hinweise zur Anästhesie

- Perioperative Komplikationen:
  - Anorektale Stenose
  - Anastomoseninsuffizienz
  - Postoperativer Ileus
  - Inkontinenz
  - Anastomosenstriktur mit erneuter Verengung
- Ist ein einzeitiges Verfahren nicht möglich, wird zunächst eine Stomaanlage vorangestellt, um Gewicht und allgemeine Entwicklung des Kindes zu stabilisieren. Der **endorektale Durchzug** würde schließlich **im Alter von etwa 3 Monaten** erfolgen
- Bei Säuglingen unter 6 Monaten gelingt die Trennung von den Eltern i. d. R. problemlos, wenn die Kinder nicht allzu hungrig sind und die Umgebung ruhig, warm und freundlich ist

Durchzugsoperation nach Peña und de Vries, primär

Chirurgische Behebung einer Kontinuitätsunterbrechung des Dickdarms im Bereich der Analöffnung mit oder ohne Rektumbeteiligung

Indikation

- Analatresie (Fehlen des Darmausgangs) mit oder ohne Fistel zu Damm, Vagina, Blase oder Harnröhre

Symptome

- **Mit Fistel:** Mekoniumentleerung (erster Stuhl des Neugeborenen) durch andere Körperöffnungen (Urethra oder Vagina)
- **Ohne Fistel:** Ileus mit fehlendem Mekoniumabgang; Erbrechen; geblähtes Abdomen
- Fehlen des Anus

Diagnostik

- Anamnese
- Inspektion, Palpation
- Abdominales Röntgen in Bauchlage

Interventionelle Alternativtherapien

- Zweizeitiges Verfahren mit Stomaanlage und anschließender posteriorer sagittaler Anorektoplastik nach Peña und de Vries, im Lebensalter von ca. 3–4 Jahren
- Laparoskopisch assistierte Anorektoplastik [LAARP]

Operation

Vorbereitung

- Wärmematte unter dem Patientenkörper und Aufheizen des OP-Saals zur Vermeidung einer Hypothermie
- **NE in Kindergröße** auf den Rücken
- Hautdesinfektion des Gesäßes über die Oberschenkel sowie Schleimhautdesinfektion im Genitalbereich

Patientenpositionierung

- Bauchposition auf Kindertisch mit angewinkelten Beinen sowie beide Arme nach kranial gebeugt

Spezielle Instrumente und Materialien

- Dauerkatheter
- Elektromyostimulation zur Markierung der zentralen Position des Analausgangs
- Abdominale Instrumente in filigraner Größe passend zur Kinderanatomie:
  - Kleiner Bauchdeckenrahmen oder -sperrer
- 12 mm Hegar-Stift
- Seidennaht als Haltefäden
- Kleine Bauchtücher bzw. Streifen

Schnittführung

- Längsschnitt in der Mitte der Glutealfalte und Durchtrennung der Schließmuskulatur

Wundverschluss
- Zählkontrolle
- Hautverschluss
- Einbringen einer Jelonet-Fettgaze in den Neoanus

Nachbereitung
- Zählkontrolle aller Verbandstoffe, Instrumente und Nadeln im Vieraugenprinzip

Besondere Informationen/ Komplikationen/ Hinweise zur Anästhesie

- Perioperative Komplikationen:
  - Anastomoseninsuffizienz
  - Anastomosenstrikturen
  - Obstipationen
  - Stuhlunregelmäßigkeiten
- Bei Säuglingen unter 6 Monaten gelingt die Trennung von den Eltern i. d. R. problemlos, wenn die Kinder nicht allzu hungrig sind und die Umgebung ruhig, warm und freundlich ist
- Säuglinge älter als 6 Monate und Kleinkinder verstehen noch keine abstrakten Zusammenhänge, die Trennung von den Bezugspersonen kann daher traumatisch sein und Interventionen, wie Untersuchungen, werden meist abgelehnt

Ösophagusanastomose bei Ösophagusatresie

Chirurgische Behebung einer Kontinuitätsunterbrechung des Ösophagus (Speiseröhre) durch eine Reanastomosierung beider Ösophagusenden

Indikation

- Ösophagusatresie, Einteilung nach Vogt:
  - Typ I: Ösophagus liegt als Strang ohne Funktion vor
  - Typ II: oberer und unterer Blindsack ohne tracheale Fistel
  - Typ IIIa: oberer Blindsack mit Fistel zur Trachea, unterer Blindsack ohne tracheale Fistel
  - Typ IIIb: unterer Blindsack mit Fistel zur Trachea, oberer Blindsack ohne tracheale Fistel
  - Typ IIIc: beide Blindsäcke haben eine tracheale Fistel
  - Typ IV: normaler Ösophagus mit trachealer Fistel

Symptome

- **Pränatal:** Polyhydramnion (vermehrtes Fruchtwasser)
- **Postnatal:** anhaltendes Husten und Speicheln; Unvermögen der Magensondenanlage

Diagnostik

- Anamnese
- Inspektion
- Röntgen des Thorax und Abdomens

Interventionelle Alternativtherapien

- Anlage einer Magensonde, um Zeit zu gewinnen bis zur endgültigen Versorgung
- End-zu-Endanastomose per Magenhochzug
- Ösophagusplastik mit alloplastischem Material *oder*
- Jejunum-Interponat

Operation

Vorbereitung
- Wärmematte unter dem Patientenkörper und Aufheizen des OP-Saals zur Vermeidung einer Hypothermie
- **NE in Kindergröße** auf dem Rücken oder Oberschenkel
- Hautdesinfektion des rechten Thorax von Mamillenoberrand bis Kinn

Patientenpositionierung
- Rückenposition auf Kindertisch, mit Keilkissen unter rechter Thoraxseite, sowie rechten Arm abduziert und linken Arm adduziert

Spezielle Instrumente und Materialien
- Dauerkatheter und Magensonde
- Methylenblau-Kochsalzlösung und 10 ml Spritze sowie ggf. dünner Absaugkatheter
- Thoraxinstrumente in filigraner Größe passend zur Kinderanatomie:
  - Kleiner Thoraxsperrer

- Vesselloops und Ligaturen
- Monofile, resorbierbare Naht für die Ösophagusanastomose
- Kleine Bauchtücher bzw. Streifen
- Ggf. kleine Thoraxdrainage

Schnittführung

- Hautinzision in der vorderen/mittleren Axillarlinie rechts und Eingehen in den 4. Interkostalraum

Wundverschluss

- Zählkontrolle
- Schichtweiser Verschluss (Zwischenrippenmuskulatur, subkutan)
- Hautverschluss
- Steriler Hautverband

Nachbereitung

- Zählkontrolle aller Verbandstoffe, Instrumente und Nadeln im Vieraugenprinzip

Besondere Informationen/ Komplikationen/ Hinweise zur Anästhesie

- Perioperative Komplikationen:
  - Anastomoseninsuffizienz
  - Anastomosenstrikturen
  - Gastroösophagealer Reflux
- Dieser Eingriff sollte innerhalb der ersten 2 Lebenstage erfolgen
- Bei Säuglingen unter 6 Monaten gelingt die Trennung von den Eltern i. d. R. problemlos, wenn die Kinder nicht allzu hungrig sind und die Umgebung ruhig, warm und freundlich ist

Pyloromyotomie nach Weber-Ramstedt

Chirurgische Behebung einer Stenose des Pylorus (Magenausgangs)

Indikation

- Hyperthrophe Pylorusstenose (Verengung des Magenausgangs)

Symptome

- Schwallartiges Erbrechen mit Exsikkose und Verschiebung des Elektrolythaushalts
- Mangelnde Gewichtszunahme
- Derbe Schwellung im Oberbauch

Diagnostik

- Anamnese
- Klinische Untersuchung (Inspektion, Auskultation, Palpation)
- Abdomensonografie

Interventionelle Alternativtherapien

- Laparoskopische Pyloromyotomie

Operation

Vorbereitung

- Wärmematte unter dem Patientenkörper und Aufheizen des OP-Saals zur Vermeidung einer Hypothermie
- **NE in Kindergröße** auf dem Rücken oder Oberschenkel
- Hautdesinfektion des Abdomens von Mamillenunterrand bis Symphyse

Patientenpositionierung

- Rückenposition auf Kindertisch, mit einem Arm abduziert und einem adduziert

Spezielle Instrumente und Materialien

- Dauerkatheter
- Abdominale Instrumente in Kindergröße: kleiner Bauchdeckenrahmen oder -sperrer
- Kleine Bauchtücher bzw. Streifen
- Abdominaldrainage, z. B. Easyflow

Schnittführung

- Oberbauchquerlaparotomie

Wundverschluss

- Zählkontrolle
- Schichtweiser Wundverschluss (Peritoneum und Faszie)
- Hautverschluss
- Steriler Hautverband

Nachbereitung

- Zählkontrolle aller Verbandstoffe, Instrumente und Nadeln im Vieraugenprinzip

Besondere Informationen/ Komplikationen/ Hinweise zur Anästhesie

- Perioperative Komplikationen: Pylorusschleimhautperforation bis Peritonitis

- Von einer Pylorusstenose betroffen sind v. a. männliche Säuglinge im Alter von 3–10 Lebenswochen
- Bei Kindern unter 6 Monaten gelingt die Trennung von den Eltern i. d. R. problemlos, wenn sie nicht hungrig sind sowie die Umgebung ruhig, warm und freundlich ist

Schusterplastik

Chirurgischer Temporärverschluss eines angeborenen Bauchwanddefekts mit Hilfe eines sterilen Beutels aus Silikonfolie

Indikation

Pränatale Spaltbildung der Bauchwand im Bereich des Nabels

- **Omphalozele:** Die Bauchorgane liegen außerhalb der Bauchhöhle in einem sie umgebenden Bruchsack (Peritoneum)
- **Gastrochisis:** Die Bauchorgane liegen frei außerhalb der Bauchhöhle

Symptome

- Vorverlagerte Bauchorgane

Diagnostik

- Anamnese
- Pränatale Abdomensonografie
- Vorverlegung des Geburtstermins und primäre > Sectio caesarea

Interventionelle Alternativtherapien

- Primärverschluss der Bauchwandschichten

Operation

Vorbereitung

- Wärmematte unter dem Patientenkörper und Aufheizen des OP-Saals zur Vermeidung einer Hypothermie
- **NE in Kindergröße** auf dem Rücken oder Oberschenkel
- Verwendung eines in Größe passenden OP-Tischs für Kinder
- Hautdesinfektion des Abdomens von Mamillenunterrand bis Symphyse entlang des Bruchspaltes und ggf. des Bruchsacks

Patientenpositionierung

- Rückenposition mit einem Arm abduziert und einem adduziert

Spezielle Instrumente und Materialien

- Dauerkatheter
- Abdominale Instrumente in filigraner Größe passend zur Kinderanatomie
- Kleine Bauchtücher bzw. Streifen
- Abdominaldrainage, z. B. Easyflow
- Steriler Bauchorganbeutel aus Silikonfolie

Schnittführung

- **Omphalozele:** Eröffnung des Bruchsacks entlang des Nabelrings
- **Gastrochisis:** keine, da Bauchwand bereits angeboren offenliegend

Wundverschluss

- Zählkontrolle
- Vernähen des Bauchorganbeutelrands an die Bauchwand
- Steriler Verband des Beutels

Nachbereitung

- Zählkontrolle aller Verbandstoffe, Instrumente und Nadeln im Vieraugenprinzip

- Bei Rückenposition des Kindes wird der Beutel elastisch an der Inkubatordecke fixiert

Besondere Informationen/ Komplikationen/ Hinweise zur Anästhesie

- Der am Inkubator hängende Beutel wird täglich nach oben gezogen. Dadurch wird die Bauchdecke gedehnt und die Peritonealhöhle aufgeweitet. Durch die Schwerkraft senken sich die Bauchorgane nach und nach in die Bauchhöhle
- Perioperative Komplikationen:
  - Präoperative Auskühlung und Austrocknung des Säuglings
  - Erhöhtes Infektrisiko
  - Intraabdominelles Kompartementsyndrom mit Platzbauchgefahr
  - Kreislaufinsuffizienz durch Kompression der V. cava inferior
  - Ateminsuffizienz durch Druck auf die Lunge
- Endgültiger Bauchdeckenverschluss geschieht i. d. R. nach etwa 2–3 Wochen
- Bei Säuglingen unter 6 Monaten gelingt die Trennung von den Eltern i. d. R. problemlos, wenn die Kinder nicht allzu hungrig sind und die Umgebung ruhig, warm und freundlich ist

Mund-Kiefer-Gesichts-Chirurgie [MKG-Chirurgie]

Kieferosteotomie

Funktionelle und plastische Korrektur einer Fehlstellung bzw. Disharmonie im Kauapparat

Indikation

- Formanomalien des Ober- und/oder Unterkiefers:
  - Oberer/unterer Schmalkiefer
  - Mandibuläre Prognathie (Unterkiefervorstand)
  - Mandibuläre Retrognathie (Unterkieferrücklage)
  - Maxilläre Prognathie (Oberkiefervorstand)
  - Maxilläre Retrognathie (Oberkieferrücklage)
  - Vertikaler Exzess
  - Gesichtsasymmetrien
  - Frontal/seitlich offener Biss

Symptome

Oberer Schmalkiefer
- Nasenatmungsprobleme; Zahnverschachtelungen; abgeflachtes Mittelgesicht; häufig mit Oberkieferrücklage

Unterer Schmalkiefer
- Zahnverschachtelungen; Fehlbelastung der Kiefergelenke; erschwerte Mundhygiene

Mandibuläre Retrognathie/maxilläre Prognathie
- Fliehendes Kinn; konvexes Gesichtsprofil; stark negative Lippentreppe; häufig trockene Lippen durch inkompletten Lippenschluss

Maxilläre Retrognathie/mandibuläre Prognathie
- Weit vorliegendes Kinn; konkaves Gesichtsprofil; starke positive Lippentreppe

Vertikaler Exzess
- Mittelgesicht ist zu lang; man sieht „viel Zahnfleisch“; häufig in Kombination mit mandibulärer Retrognathie

Gesichtsasymmetrien
- Schiefes Gesicht; häufig Probleme in den Kiefergelenken

Frontal/seitlich offener Biss
- Kauprobleme, atypisches Schluckverhalten
- Inkompletter Lippenschluss (frontal)/Kiefergelenksprobleme (seitlich)

Diagnostik

- Anamnese
- Inspektion, Palpation
- Funktionsprüfung des Kauapparats
- Röntgen: Schädel, ggf. CT- oder MRT-Schädel
- Ggf. Modellierung: Gips oder Kunststoff

Interventionelle Alternativtherapien

- Keine

Operation

Verschiedene Varianten, abhängig vom Befund
- Osteotomien mit oder ohne Kontinuitätsunterbrechung der Unterkieferspange
- Transversale Oberkieferdistraktion
- Anteriore/posteriore Segmentosteotomie
- Totale maxilläre Osteotomie

Vorbereitung
- Wärmedecke auf dem Patientenkörper zur Vermeidung einer Hypothermie
- NE auf die Schulter
- Augen zukleben mit Augengel und Transpore
- *Farblose* Hautdesinfektion des Gesichtes von Haaransatz bis Hals und nach lateral bis zu den Ohren

Patientenpositionierung
- Rückenposition mit leicht rekliniertem Kopf in beweglicher Kopfschale sowie ein Arm abduziert und der andere adduziert

Spezielle Instrumente und Materialien
- Mikrostichsäge, -fräse und/oder -bohrer
- Minifragment: Platten und Schrauben
- Innerer und äußerer Progeniehaken (Mandibula-Retraktoren)
- Schwalbenschwanzraspatorium und -haken
- Septumosteotom, Nervenhaken, Einzinkerhaken
- Kawamoto-Meißel, Sprengmeißel, Steinhäuser-Meißel, Lambotte-Meißel
- Knochenspreizer sowie Haken nach Obwegeser
- Repositionszangen, Spatel sowie Mobilisierhaken nach Tessier
- Transbukkales Set (Bohr- und Schraubhilfe am Unterkiefer)
- Winkelschraubendreher, Messzirkel
- Ggf. transpalatinaler Distraktor

Schnittführung
- Inzision der Mundschleimhaut am Kiefer, entlang der gewünschten Osteotomielinie

Wundverschluss
- Zählkontrolle
- Schleimhautnaht

Nachbereitung
- Zählkontrolle aller Verbandstoffe, Instrumente und Nadeln im Vieraugenprinzip

Besondere Informationen/ Komplikationen/ Hinweise zur Anästhesie

- I. d. R. erfolgt eine Kieferosteotomie erst nach Ende des Wachstums
- Perioperative Komplikationen:
  - Nervenschäden Oberkiefer: N. infraorbitalis, N. incisivus
  - Nervenschäden Unterkiefer: N. alveolaris inferior, N. lingualis, N. facialis
  - Nachblutungen
  - Schädigung von Zähnen
- Üblicherweise erfolgen aus Gründen der Ästhetik sämtliche Schnittführung im Mundvorhof bzw. Mundraum und nicht durch die Gesichtshaut
- Die hier notwendige Vollnarkose erfolgt i. d. R. über eine nasale Intubation

Osteosynthese des Mittelgesichts

Chirurgische Reposition von Frakturen des Mittelgesichts mit Hilfe von chirurgischen Platten

Indikation

- Frakturen des Mittelgesichts:
  - Zygomatikoorbitale Frakturen
  - Nasenbeinfrakturen
  - Frakturen nach Le Fort
  - Isolierte Orbitafrakturen

Symptome

Zygomatikoorbitale Frakturen

- Hämatome im Bereich des Septums, Sensibilitätsstörungen an den Lippen und Nasenflügeln, Druckschmerzen

Nasenbeinfrakturen

- Hämatome, Schwellung, Fragmentverlagerung, beeinträchtigte Nasenatmung und Riechvermögen, eingesunkene Nasenwurzel, Epistaxis (Nasenbluten)

Frakturen nach Le Fort

- **Le-Fort-I:** Horizontale Absprengung des Oberkiefers direkt über dem Alveolarfortsatz. Der Bruchspalt verläuft in Bodenhöhe der Nasen- und Kieferhöhle mit oder ohne Beteiligung des Septums
  - Hämatome und Blutungen an den Frakturlinien, Epistaxis, pathologische Beweglichkeit, Druckschmerz, Sensibilitätsstörungen, Okklusionsstörungen
- **Le-Fort-II:** Bruchspalt verläuft pyramidenförmig oberhalb des Nasengerüstes, jeweils durch den Stirnbein- bzw. Oberkieferfortsatz, das Os lacrimale, den Orbitaboden und die Kieferhöhle. Das Jochbein ist für gewöhnlich nicht beteiligt
  - Druckschmerz, Hämatome an den Frakturlinien, pathologische Beweglichkeit, Okklusionsstörungen, Sensibilitätsstörungen
- **Le-Fort-III:** Bruchspalt verläuft oberhalb des Nasengerüstes über dem Os ethmoidale durch die Orbita zu den Jochbeinfortsätzen. Man spricht hier auch von einem vollständigen Abriss des Mittelgesichts von der Schädelbasis
  - Druckschmerz, Hämatome an den Frakturlinien, pathologische Beweglichkeit, Abflachung des Mittelgesichts, Okklusionsstörungen, Sensibilitätsstörungen

Isolierte Orbitafrakturen

- Lidemphyseme, Lidhämatom, subkonjunktivale Blutungen, Druckschmerzen, Stufenbildung, Verlagerung des Bulbus oculi mit Sehstörungen

Diagnostik

- Anamnese
- Inspektion, Palpation
- Sehtest
- Schädel-Röntgen posterior-anterior und seitlich sowie geneigte Nasennebenhöhlenaufnahme

- Orthopantomografie [OPT] (zweidimensionale Röntgenaufnahme des Ober- und Unterkiefers)
- Schädel-CT in mindestens axialer und koronarer Schichtung
- Ggf. MRT und Sonografie

Interventionelle Alternativtherapien

- Hämatomdrainage bei Orbitafrakturen
- Intermaxilläre Fixation [IMF] bei Frakturen im alveolären Bereich, Le-Fort-I
- Fixateur extern per Halo-Frame bei Le-Fort-II und III

Operation

Vorbereitung
- Wärmedecke auf dem Patientenkörper zur Vermeidung einer Hypothermie
- NE auf die Schulter
- Augen zukleben mit Augengel und Transpore
- *Farblose* Hautdesinfektion des Gesichtes von Haaransatz bis Hals und nach lateral bis zu den Ohren

Patientenpositionierung
- Rückenposition mit leicht rekliniertem Kopf in beweglicher Kopfschale sowie ein Arm abduziert und der andere adduziert

Spezielle Instrumente und Materialien
- Bohrer mit Universalbohrfutter und Gewebeschutzhülse
- Röntgen C-Bogen + steriler C-Bogenbezug
- Dünne Titanplatten und selbstschneidende Schrauben (z. B. Leibinger-System/Minifragment)
- Einzinkerhaken bei Jochbogenfrakturen
- Raspatorium, Repositionszangen
- Rüttelzangen nach Rowe für Le-Fort-I-Frakturen
- Walsham- und Asch-Zange für Nasenbeinfrakturen
- Ggf. transbukkales Set (Bohr- und Schraubhilfe)
- Winkelschraubendreher, Messzirkel
- Nasenspekula in verschiedenen Größen
- Intranasale Silikonsplints [INS] z. B. Doyle-Airway-Splints oder Reuter-Splints
- Große Tamponade mit Diprogenta (Antibiotikum)

Schnittführung
- Inzision im Mundvorhof nahe der vorliegenden Fraktur
- Alternativen im Augenbereich:
  - Augenbraueninzision bei Jochbogen- oder -beinfrakturen
  - Subziliare Inzision in einer Hautfalte wenige Millimeter unter der Lidkante *oder*
  - Konjunktivale Inzision von subtarsal bei Orbitafrakturen

Wundverschluss
- Zählkontrolle
- (Schleim-)Hautnaht
- Ggf. Anlage eines Nasengipses bei Nasenbeinfrakturen

Nachbereitung
- Zählkontrolle aller Verbandstoffe, Instrumente und Nadeln im Vieraugenprinzip

Besondere Informationen/ Komplikationen/ Hinweise zur Anästhesie

- Die Untersuchung bei Gesichtsschädelfrakturen erfolgt stets von extra- nach intraoral
- Perioperative Komplikationen:
  - Nervenschäden Oberkiefer: N. infraorbitalis, N. incisivus
  - Nachblutungen
  - Schädigung von Zähnen
  - Okklusionsstörungen
  - Pseudarthrosen
  - Plattenfrakturen oder Schraubenbrüche
- Üblicherweise erfolgen aus Gründen der Ästhetik sämtliche Schnittführung im Mundvorhof bzw. Mundraum und nicht durch die Gesichtshaut
- Frakturen nach Le Fort II und III können mit Atemwegsbehinderungen einhergehen, die Patienten sind daher oft intubationspflichtig
- Die hier notwendige Vollnarkose erfolgt i. d. R. über eine nasale Intubation
- Die Versorgung schwerer Mittelgesichtstraumen kann bis 14 Tage hinausgezögert werden

Osteosynthese des Unterkiefers

Chirurgische Reposition von Frakturen des Unterkiefers mit Hilfe von chirurgischen Platten

Indikation

- Frakturen des Unterkiefers:
  - Frakturen im Corpus und Ramus mandibulae
  - Frakturen des Processus condylaris mandibulae

Symptome

Frakturen im Corpus und Ramus mandibulae
- Frakturdislokationen, pathologische Beweglichkeit, Gelenkergüsse
- Zahnluxation bzw. -verletzung
- Okklusionsstörung (Ausnahme: isolierte Frakturen des Processus coronoideus)
- Sensibilitätsstörungen der Haut, Schleimhaut, Zähne im Bereich des Unterkiefers
- Schmerzen im Bereich des Bruchs

Frakturen des Processus condylaris mandibulae
- **Klassifikation nach Spiessl u. Schroll:**
  - Typ I: Fraktur ohne Dislokation
  - Typ II: basale Fraktur mit Dislokation
  - Typ III: hohe Fraktur mit Dislokation
  - Typ IV: basale Fraktur mit Luxation
  - Typ V: hohe Fraktur mit Luxation
  - Typ VI: Gelenkkopffraktur
- Schmerzen in Ruhe und bei Bewegung vor dem Ohr
- Blutungen aus dem Ohr, Okklusionsstörungen

Diagnostik

- Anamnese
- Inspektion, Palpation
- Schädel-Röntgen posterior-anterior und seitlich sowie geneigte Nasennebenhöhlenaufnahme
- Orthopantomografie [OPT] (zweidimensionale Röntgenaufnahme des Ober- und Unterkiefers)
- Röntgenprojektion nach Clementschitsch
- Schädel-CT in mindestens axialer und koronarer Schichtung
- Ggf. MRT und Sonografie

Interventionelle Alternativtherapien

- Manuelle Reposition, Retention durch Schienung und intermaxilläre Fixation [IMF] bei Frakturen im bezahnten Bereich

Operation

Vorbereitung
- Wärmedecke auf dem Patientenkörper zur Vermeidung einer Hypothermie
- NE auf die Schulter

- Augen zukleben mit Augengel und Transpore
- *Farblose* Hautdesinfektion des Gesichtes von Haaransatz bis Hals und nach lateral bis zu den Ohren

Patientenpositionierung

- Rückenposition mit leicht rekliniertem Kopf in beweglicher Kopfschale sowie ein Arm abduziert und der andere adduziert

Spezielle Instrumente und Materialien

- Bohrer mit Universalbohrfutter und Gewebeschutzhülse
- Röntgen C-Bogen + steriler C-Bogenbezug
- Dünne Titanplatten und selbstschneidende Schrauben (z. B. Leibinger-System/Minifragment)
- Raspatorium, Weber-Zange (Repositionszange)
- Walsham- und Asch-Zange für Nasenbeinfrakturen
- Ggf. transbukkales Set (Bohr- und Schraubhilfe)
- Winkelschraubendreher, Messzirkel

Schnittführung

- Es wird i. d. R. der **orale Zugang** bevorzugt, außer bei Trümmer- und Defektfrakturen:
  - **Front- und Eckzahnbereich:** Inzision durch die Mukosa unterhalb der fixen Gingiva oder am Zahnfleischrand
  - **Prämolaren- und Molarenbereich:** Inzision durch die Mukosa in der mobilen Gingiva oder am Zahnfleischrand
  - **Kieferwinkel und -gelenk:** Inzision durch die Mukosa entlang der Linea obliqua
- **Extraorale Zugänge** erfolgen per zentralem oder lateralem submandibulären Schnitt, fingerbreit unter der Mandibula, in einer Hautfalte

Wundverschluss

- Zählkontrolle
- (Schleim-)Hautnaht

Nachbereitung

- Zählkontrolle aller Verbandstoffe, Instrumente und Nadeln im Vieraugenprinzip

Besondere Informationen/ Komplikationen/ Hinweise zur Anästhesie

- Die Untersuchung bei Gesichtsschädelfrakturen erfolgt stets von extra- nach intraoral
- Perioperative Komplikationen:
  - Nervenschäden Unterkiefer: N. alveolaris inferior, N. lingualis, N. facialis
  - Nachblutungen
  - Schädigung von Zähnen
  - Okklusionsstörungen
  - Pseudarthrosen
  - Plattenfrakturen oder Schraubenbrüche
- Alternativen sind bei Gelenksfrakturen aurikuläre Zugänge (➤ Tympanoplastik)
- Die hier notwendige Vollnarkose erfolgt i. d. R. über eine nasale Intubation

Rekonstruktion von Lippen-Kiefer-Gaumen-Segelspalten [LKGSS]

Funktionelle und plastische Korrektur einer angeborenen Fehlbildung (Spaltung) im Lippen-, Kiefer- und/oder Gaumenbereich

Indikation

- Lippen-Kieferspalte
- Lippen-Kiefer-Gaumenspalte
- Gaumenspalte

Symptome

- Ästhetische Belastungen
- Verminderte/gestörte Sprechentwicklung
- Behinderte Nahrungsaufnahme
- Häufige Otitis media acuta
- Häufige Atemwegsinfekte

Diagnostik

- Anamnese
- Inspektion, Palpation

Geschieht i. d. R. im Rahmen eines interdisziplinären Behandlungskonzept, bestehend aus

- Mund-Kiefer-Gesichtschirurgie
- Logopädie
- Hals-Nasen-Ohren-Heilkunde
- Kieferorthopädie
- Pädiatrie
- Familie des Kindes

Interventionelle Alternativtherapien

- Orthopädische Gaumenplatte (temporäre Alternative bei isolierten Gaumenspalten)

Operation

Die Therapie selbst setzt sich über Jahre aus mehreren OPs zusammen

- Lippen-Kiefer-Plastik (3.–6. Lebensmonat)
- Gaumenplastik (9.–12. Lebensmonat)
- Vestibulumplastik (5.–6. Lebensjahr)
- **Nasenstegverlängerung bei doppelseitiger Lippenspalte (5.–6. Lebensjahr)**
- Kieferspaltosteoplastik (3. Monat - 14. Lebensjahr)

Vorbereitung

- Wärmedecke auf dem Patientenkörper zur Vermeidung einer Hypothermie
- **NE in Kindergröße** auf dem Rücken oder Oberschenkel
- Augen zukleben mit Augengel und Transpore

- *Farblose* Hautdesinfektion des Gesichtes von Haaransatz bis Hals und nach lateral bis zu den Ohren

Patientenpositionierung

- Rückenposition mit leicht rekliniertem Kopf in beweglicher Kopfschale sowie ein Arm abduziert und der andere adduziert

Spezielle Instrumente und Materialien

- Lupenbrille und ggf. Operationsmikroskop mit sterilem Bezug
- Filigranes Instrumentarium passend zur Kinderanatomie:
  - Mundsperrer (z. B. nach Kilner-Doughty oder Dingmann)
  - Raspatorium und Elevatorium
- Steriler Stift
- Hämostyptikum, z. B. Tabotamp
- Watteträger
- Lokalanästhetikum (z. B. Lidocain 0,5–1,0 %)

Schnittführung in verschiedenen Techniken möglich, für beste Ergebnisse

- Technik nach Tennison/Randall
- Wellenschnitttechnik nach Pfeifer
- Technik nach Veau
- Brückenlappenplastik nach Langenbeck/Ernst/Veau/Axhausen
- Stiellappenplastik nach Veau

Wundverschluss

- Zählkontrolle
- Hautnaht
- Bei Lippenspaltenplastik Steristrip-wundabdeckung, ansonsten keine Wundabdeckung im Mundbereich

Nachbereitung

- Zählkontrolle aller Verbandstoffe, Instrumente und Nadeln im Vieraugenprinzip

Besondere Informationen/ Komplikationen/ Hinweise zur Anästhesie

- Perioperative Komplikationen:
  - Nachblutungen
  - Nahtinsuffizienz
  - Ausgeprägte Narbenbildung
- Aus Gründen der Ästhetik werden die Abdecktücher i. d. R. nicht geklebt, sondern nur aufgelegt, um ein Verziehen der Gesichtshaut zu vermeiden
- Das Krankheitsbild der LKGSS stellt in der Narkoseführung sowohl bei Maskenbeatmung als auch Intubationen besondere Herausforderungen an die Anästhesieabteilung
- Wenn beides zusammen erfolgen soll, wird erst die Gaumenspalte operiert und dann die Lippenspalte
- Bei einer Kieferspalte erfolgt zusätzlich eine Rekonstruktion des Oberkiefers als Osteoplastik häufig in Form von Spongiosa aus dem Beckenkamm (Kieferspaltosteoplastik)
- Eventuell ist auch ein Zahnimplantat notwendig
- Nach der ersten LKGSS-Plastik folgen meist bis zum 6. Lebensjahr und darüber hinaus weitere Korrektureingriffe

Zahnextraktion und Wurzelspitzenresektion

Chirurgische Entfernung eines oder mehrerer Zähne

Indikation

- Fortgeschrittener Karies, Parodontitis, Osteomyelitis, Kieferfehlbildungen/-frakturen
- Zysten/Tumoren im Kieferknochen
- Platzmangel/Fehlstellung der Zähne (z. B. bei Weisheitszähnen)

Symptome

- Zahn-/Kieferschmerzen, lokale Schwellung, Zahnfleischbluten

Diagnostik

- Anamnese, Inspektion, Palpation, Röntgen: Kiefer

Interventionelle Alternativtherapien

- Wurzelspitzenresektion bei Vorhaben des Zahnerhalts (Karies/Parodontitis)

Operation

Vorbereitung
- Wärmedecke auf dem Patientenkörper zur Vermeidung einer Hypothermie
- NE auf die Schulter
- Augen zukleben mit Augengel und Transpore bei Vollnarkose

Patientenpositionierung
- Rückenposition mit leicht rekliniertem Kopf in beweglicher Kopfschale sowie ein Arm abduziert und der andere adduziert

Spezielle Instrumente und Materialien
- Heidemann-Spatel, BEIN'scher Hebel, Extraktionszange, Dingmann-Mundsperrer
- Ggf. Bohrmaschine und/oder Fräse
- Lokalanästhetikum (z. B. Lidocain 0,5–1,0 %)

Schnittführung
- Ablösen des Zahnfleisches und der parodontalen Fasern

Wundverschluss
- Zählkontrolle
- Wundverschluss mit 3/0 Seidenfaden

Nachbereitung
- Zählkontrolle aller Verbandstoffe, Instrumente und Nadeln im Vieraugenprinzip

Besondere Informationen/ Komplikationen/ Hinweise zur Anästhesie

- Perioperative Komplikationen: Nachblutungen, Nahtinsuffizienz, Aspiration von Zahnbruchstücken, Verletzungen im Mundraum
- In der Mundhöhle sind umfangreiche Desinfektions- und Abdeckmaßnahmen i. d. R. nicht notwendig. Der Eingriff ist daher als *semisteril* zu betrachten
- Nach Entfernung eines Zahns im Oberkiefer erfolgt eine Sondierung des Bettes, um eine Mund-Antrum-Verbindung auszuschließen

Zahnimplantation

Chirurgische Implantation eines hochwertigen Zahnersatzes im permanenten Gebiss

Indikation

- Verlust eines oder mehrerer Zähne (**nicht** Weisheitszähne) im permanenten Gebiss
- Fehlende Zahnanlage z. B. bei Kieferspalten (➢ Rekonstruktion von LKGSS)

Symptome

- Zahnlücke im betroffenen Kieferbereich

Diagnostik

- Anamnese, Inspektion, Röntgen Kiefer

Interventionelle Alternativtherapien

- Anpassen einer Dentalbrücke oder eines kompletten künstlichen Gebisses

Operation

Varianten in Abhängigkeit vom Zeitpunkt der Implantation

- **Sofortimplantation:** Einsetzen im direkten Anschluss an eine ➢ Zahnextraktion
- **Verzögerte Implantation:** Einsetzen eines Implantats nach 6–8 Wochen
- **Spätimplantation:** Einsetzen erst nach knöcherner Regeneration des Alveolenfachs

Vorbereitung

- Wärmedecke auf dem Patientenkörper zur Vermeidung einer Hypothermie
- NE auf die Schulter
- Augen zukleben mit Augengel und Transpore bei Vollnarkose

Patientenpositionierung

- Rückenposition mit leicht rekliniertem Kopf in beweglicher Kopfschale sowie ein Arm abduziert und der andere adduziert

Spezielle Instrumente und Materialien

- Dingmann-Mundsperrer, ggf. Bohrmaschine
- Zahnimplantat (künstliche Zahnwurzel)
- Implantationsinstrumentarium passend zum Implantat
- Lokalanästhetikum (z. B. Lidocain 0,5–1,0 %)

Schnittführung

- Inzision des Zahnfleischs über der Implantationsstelle

Wundverschluss

- Zählkontrolle
- Wundverschluss mit 3/0 Seidenfaden

Nachbereitung

- Zählkontrolle aller Verbandstoffe, Instrumente und Nadeln im Vieraugenprinzip

Besondere Informationen/ Komplikationen/ Hinweise zur Anästhesie

- Perioperative Komplikationen:
  - Nachblutungen
  - Verletzungen im Mundraum
- Keine umfangreiche Desinfektions- und Abdeckmaßnahmen in der Mundhöhle
- Bei unzureichender Knochensituation im Kiefer können zusätzliche augmentative Maßnahmen (Osteoplastiken) notwendig werden
- Zahnimplantationen erfolgen i. d. R. in Lokalanästhesie, Ausnahme: Kinder

Neurochirurgie

Aneurysma-Clipping

Chirurgische Ausschaltung eines arteriellen Aneurysmas im Gehirn

Indikation

- Symptomatisches Aneurysma (Gefäßaussackung) der Hirnarterien, meist im Bereich von Gefäßbifurkationen nahe des Circulus arteriosus cerebri

Symptome

Einteilung der Aneurysmablutung nach der Hunt-Hess-Klassifikation

- **Grad 0:** Aneurysma ohne Ruptur
- **Grad 1:** asymptomatisch oder leichter Kopfschmerz, leichte Nackensteifigkeit
- **Grad 2:** mittlerer bis schwerer Kopfschmerz, Nackensteifigkeit, evtl. Hirnnervenausfälle, erhaltenes Bewusstsein (GCS 13–14)
- **Grad 3:** Bewusstseinsstörung, Patient noch kontaktierbar, beginnende neurologische Herdsymptome (GCS 13–14)
- **Grad 4:** Stupor, Hemiparese, Streckkrämpfe, vegetative Störungen, u. U. beginnende Dezerebrationserscheinungen
- **Grad 5:** Koma, Streckkrämpfe, gestörte Vitalfunktionen, Dezerebration mit ggf. Einklemmungserscheinungen

Diagnostik

- Anamnese
- Inspektion
- CT und CT-Angiografie des Schädels

Interventionelle Alternativtherapien

- Endovaskuläres Aneurysma-Coiling

Operation

Vorbereitung

- Wärmematte unter dem Patientenkörper zur Vermeidung einer Hypothermie
- NE unter die Schulter
- Ggf. rechtsseitige Rasur des Schädels für pterionalen Zugang und Desinfektion des Areals

Patientenpositionierung

- Halbseitenposition mit Kopf in Mayfield-Kopfklemme befestigt, zur kontralateralen Richtung gedreht sowie mit beiden Armen adduziert

Spezielle Instrumente und Materialien

- Operationsmikroskop mit sterilem Bezug
- Highspeed-Bohrwelle, Trepan, Kraniotom mit Fräse, Mikrotron sowie Rosen- und Diamantbohrer
- Klemmen nach DANDY und Hautklammern nach RANEY

- CranioFix®-Applikator, -Klammer, -Schneidezange, -Haltezange
- YASARGIL-Clips mit passender Anlege- und Abnehmzange
- Dura- und Nervenhäkchen, Hirnspatel
- (Mikro-)Dissektoren, Federscheren und Pinzetten
- Hohlmeißelzangen, Knochenstanzen, Raspatorien, Elevatorien
- Knochenwachs, lokales Hämostyptikum, Hirnwatten mit Seidenfäden
- Sogdrainage mit Flasche, z. B. Redon

Schnittführung

- Pterionaler Zugang: längs- oder bogenförmiger Hautschnitt im Schläfenbereich hinter der Haargrenze
- Anbringen von Klemmen nach DANDY und Kopfhautklammern nach RANEY

Wundverschluss

- Zählkontrolle
- Fortlaufender Duraverschluss
- Knochendeckelfixierung per CranioFix®
- Faszien- und Subkutanverschluss sowie Hautverschluss
- Steriler Wundverband und ggf. Kopfbandage

Nachbereitung

- Zählkontrolle aller Verbandstoffe, Instrumente und Nadeln im Vieraugenprinzip

Besondere Informationen/ Komplikationen/ Hinweise zur Anästhesie

- Der Weg zum Aneurysma-Clipping führt immer über eine ➤ Kraniotomie
- Symptomatische Aneurysmen stellen eine lebensgefährliche Situation dar und erfordern eine sofortige Therapie
- Der Kopf wird mit Hilfe der Mayfield-Kopfklemme vollständig fixiert und immobilisiert
- Der Schmerzreiz ist mit einer Hautinzision vergleichbar, daher sollte hierfür eine präventive Opioidgabe erfolgen
- Perioperative Komplikationen:
  - Rezidivblutungen
  - Hydrozephalus
  - Anosmie (Geruchsverlust)
  - Persönlichkeitsveränderung
  - Epilepsie

Bandscheibenresektion und ventrale Fusion

Chirurgische Entfernung einer vorgefallenen Bandscheibe im Bereich der Halswirbelsäule und künstliche Verbindung beider Wirbelkörper

Indikation

- Bandscheibenvorfall im Bereich der Halswirbelsäule [HWS]

Symptome

- Dumpfer, ziehender oder brennender Schmerz im Nacken- und Halsbereich
- Eingeschränkte Beweglichkeit von Nacken und Kopf
- Kopfschmerzen im Bereich des Hinterkopfs
- Taubheitsgefühl und Kribbeln in den Fingern
- Schwächung der Armmuskulatur
- Schwindelgefühle und Sehstörungen

Diagnostik

- Anamnese
- Klinische Untersuchung, z. B. der Nerven, Muskelreflexe und -kraft
- CT oder MRT

Interventionelle Alternativtherapien

- Transforaminale Injektion an der HWS
- Interlaminäre Injektion an der HWS

Operation

Vorbereitung

- Wärmematte unter dem Patientenkörper zur Vermeidung einer Hypothermie
- NE unter die rechte Schulter oder auf die rechte Flanke
- Hautdesinfektion von rechten Ohrläppchen über die Schulter bis Mamillenoberrand

Patientenpositionierung

- Rückenposition mit leicht rekliniertem Kopf auf einer Kopfplatte oder einem Kopfring
- Extension adduzierter Arme zur besseren Darstellung der HWS im Röntgen

Spezielle Instrumente und Materialien

- Röntgen C-Bogen und Operationsmikroskop jeweils mit sterilem Bezug
- Zenker-, Nerven-/Tasthaken, Raspatorium, scharfe Löffel, Fasszange, Wundsperrer
- Highspeed-Bohrer mit Universalbohrfutter sowie Rosen-, Diamant- oder Kugelfräse
- CASPAR-Pins, -Schrauben sowie -Sperrer, -Muskelablöser und -Rongeure
- Hämostyptika, Knochenwachs
- Probeimplantate in unterschiedlichen Größen, Einführ- und Halteinstrumentarium
- Passender Bandscheibencage aus Keramik, Titan oder Kunststoff
- Ggf. PVC-Drainage mit Sog, z. B. Redon

Schnittführung

- Rechtsseitiger, anterolateraler Zugang: Hautschnitt medial des M. sternocleidomastoideus bis zur Mittellinie des Halses

Wundverschluss

- Zählkontrolle
- Platysma-, Subkutan- und Hautverschluss
- Pflasterverband des Hautschnitts

Nachbereitung

- Zählkontrolle aller Verbandstoffe, Instrumente und Nadeln im Vieraugenprinzip

Besondere Informationen/ Komplikationen/ Hinweise zur Anästhesie

- Cages sind Platzhalter anstelle der Bandscheibe zwischen den Wirbelkörpern. Sie werden in die patientenindividuelle anatomische Struktur eingepasst und dienen der Stabilisierung der Halswirbelsäule
- Perioperative Komplikationen:
  - Läsion des N. laryngeus recurrens
  - Verletzung des Duraschlauchs, des Spinalnervs, der A. vertebrales oder umliegender Organe
  - Nachblutungen
- Der orale Tubus muss im linken Mundwinkel fixiert werden, weg vom OP-Gebiet

Bohrlochtrepanation

Punktuelle, chirurgische Eröffnung des knöchernen Schädels mittels Highspeed-Bohrers

Indikation

- Mittelschweres Schädelhirntrauma [SHT]: Einteilung Schädelhirntraumata in Schweregrade siehe ➤ Kraniotomie/Kraniektomie
- Akuter Hydrozephalus (mit Shuntanlage)

Symptome

- SHT: ➤ Kraniotomie/Kraniektomie

Diagnostik

- SHT: ➤ Kraniotomie/Kraniektomie

Interventionelle Alternativtherapien

- ➤ Kraniotomie bis Kraniektomie ohne oder mit Duraerweiterungsplastik
- Bei Hydrozephalus: mit Anlage eines ventrikuloperitonealen oder -artrialen Shunts

Operation

Vorbereitung
- Wärmematte unter dem Patientenkörper zur Vermeidung einer Hypothermie
- NE unter die Schulter
- Ggf. Rasur des Schädels im Bereich der Blutungsregion und Desinfektion des Areals

Patientenpositionierung
- Rückenposition mit Kopf in Mayfield-Kopfklemme befestigt, zur kontralateralen Richtung gedreht sowie mit beiden Armen adduziert

Spezielle Instrumente und Materialien
- Highspeed-Bohrwelle, Trepan
- Dura- und Nervenhäkchen, Hirnspatel, Knochenstanzen, Raspatorien, Elevatorien
- Knochenwachs, lokales Hämostyptikum, Hirnwatten mit Seidenfäden
- Bei Anlage eines Shunts: passendes Kathetersystem
- Ggf. PVC-Drainage mit Sog, z. B. Redon

Schnittführung
- Längs- oder bogenförmiger Hautschnitt oberhalb der Blutungsregion
- Bei Anlage eines ventrikuloperitonealen Shunts:
  - U-förmiger Hautschnitt hinter dem Ohr nahe Mittellinie
  - Im späteren Verlauf subkutane Tunnelierung von Kopf bis Abdomen und Eröffnung des Abdomens bis zum Peritoneum

Wundverschluss
- Zählkontrolle
- Schichtweise Wundverschluss an Schädel und Abdomen
- Steriler Wundverband und ggf. Kopfbandage

Nachbereitung
- Zählkontrolle aller Verbandstoffe, Instrumente und Nadeln im Vieraugenprinzip

Besondere Informationen/ Komplikationen/ Hinweise zur Anästhesie

- Der Kopf wird mit Hilfe der Mayfield-Kopfklemme (Drei-Punkt-Fixation) vollständig fixiert und immobilisiert. Der Schmerzreiz ist mit einer Hautinzision vergleichbar, daher sollte hierfür eine präventive Opioidgabe erfolgen
- Eine ventrikuloperitoneale Shuntanlage kann sowohl im Säuglingsalter (angeborener Hydrozephalus) als auch im Erwachsenenalter (erworbener Hydrozephalus) erfolgen
- Perioperative Komplikationen allgemein:
➤ Kraniotomie/Kraniektomie
- Perioperative Komplikationen bei ventrikuloperitonealem Shunt:
  - Shuntinfektion, -verschluss, -dysfunktionen
- Bewusstlose Patienten sollten bis zum Beweis des Gegenteils in der Diagnostik immer so behandelt werden, als ob sie eine instabile Wirbelsäulenfraktur haben

Dekompression Nervenwurzel

Chirurgische Druckentlastung im Spinalkanal durch Entfernung knöcherner Verengungen

Indikation

- Spinalkanalstenose (degenerative Verengung des Spinalkanals)

Symptome

- Kribbeln und Taubheitsgefühl in den Beinen nach längerem Stehen und Gehen
- Schwäche- und Schweregefühl
- Bei ausgeprägten Stenosen: Paresen, Gang- und Gleichgewichtsstörungen

Diagnostik

- Anamnese
- Klinische Untersuchung
- Ganzkörper-CT oder MRT

Interventionelle Alternativtherapien

- (Hemi-)Laminektomie

Operation

Vorbereitung
- Wärmematte unter dem Patientenkörper zur Vermeidung einer Hypothermie
- NE auf Flanke oder Oberschenkel
- Zirkuläre Hautdesinfektion des betroffenen Areals

Patientenpositionierung
- Bauchposition mit Kopf in einer Kopfschale und beiden Armen nach kranial abduziert

Spezielle Instrumente und Materialien
- Röntgen C-Bogen und Operationsmikroskop jeweils mit sterilem Bezug
- Raspatorien, Tubenretraktor, Knochenstanzen und -meißel, Nerven-/Durahäkchen
- Ggf. Highspeed-Bohrwelle mit Diamant- oder Kugelfräse

Schnittführung
- Mediale Längsinzision auf der entsprechenden Höhe der Wirbelsäule

Wundverschluss
- Zählkontrolle
- Faszien-, Subkutan- und Hautverschluss
- Pflasterverband des Hautschnitts

Nachbereitung
- Zählkontrolle aller Verbandstoffe, Instrumente und Nadeln im Vieraugenprinzip

Besondere Informationen/ Komplikationen/ Hinweise zur Anästhesie

- Präoperative Umpositionierung von Rücken- auf Bauchposition immer mit mindestens 4 Personen und ständiger Sicherung des Patienten und der Intubation
- Perioperative Komplikationen: Verletzungen von Nerven oder des Duraschlauchs, Nachblutungen, intraoperative Tubusdislokation mit Atemwegsverlust, hämodynamische Instabilität nach Umpositionierung mit Rhythmusstörungen bis zur Asystolie

Kraniotomie bis Kraniektomie

Flächige chirurgische Eröffnung des knöchernen Schädels mittels Highspeed-Bohrer + Fräse

Indikation

- Mittelschweres bis schweres Schädelhirntrauma [SHT]
- Neurochirurgische Eingriffe, die einen Zugang zum Gehirn erforderlich machen, z. B.:
  - ➤ Aneurysma-Clipping
  - Tumorresektionen
  - Chirurgische Behandlung von Morbus Parkinson oder Dystonien

Einteilung Schädelhirntraumata in Schweregrade

- **Leichtes SHT:** offene Fraktur des Schädels:
  - Reversible, kurz anhaltende Störungen der Hirnfunktionen ohne äußere Sichtbarkeit = Commotio cerebri (Gehirnerschütterung)
- **Mittelschweres SHT:** offene Schädelfraktur mit Duraverletzung
  - Bewusstlosigkeit von bis zu 30 Minuten + Contusio cerebri (Hirnprellung) oder intrakranieller Blutung
- **Schweres SHT:** wie mittelschwer jedoch zusätzliche Sinusverletzung möglich
  - Schwere Quetschung des Hirns sowie intrakranielle oder -zerebrale Blutungen + Tage bis Wochen andauernde Bewusstlosigkeit

Symptome

Symptome der Schädelhirntraumata

- Subjektive Störungen:
  - Kopfschmerzen, Benommenheitsgefühl, Übelkeit/Schwindel, Doppelbilder, Schwerhörigkeit
- Objektive Verletzungszeichen:
  - Schwellung, Riss- oder Platzwunden, Skalpierung, Schädeldeformitäten
  - Blutung aus Mund, Nase oder Ohr; Austritt von Liquor oder Hirngewebe
- Schädigungen des Nervensystems:
  - Amnesie, Wachheitsstörungen, Orientierungsstörungen, Erbrechen
  - Lähmungen, Sprach- und/oder Koordinationsstörungen, Hirnnervenstörungen
  - Krampfanfälle, Streckkrämpfe, vegetative Störungen
- Bewusstseinsstörungen von Bewusstseinseintrübungen bis Bewusstlosigkeit:
  - Verschlechterungszeichen (lebensbedrohlich): Pupillenerweiterung, gestörte Pupillenreaktion auf Licht, Hemiparese, Beuge- u. Strecksynergismen und Kreislaufstörungen

Symptome intrakranieller Blutungen nach Lage des Hämatoms

- Epidurales Hämatom:
  - Bewusstseinsstörungen, kurze Bewusstlosigkeit, Wechsel von Wachzustand zu komatös, Hemiparese, Mydriasis, Anisokorie
- Subdurales Hämatom:
  - **Akut:** tiefere, sich immer wiederholende Bewusstlosigkeit, einseitige Pupillenerweiterung, neurologische Ausfälle, Hemiparese der nicht betroffenen Körperhälfte
  - **Chronisch:** unklare Symptomatik
- Subarachnoidales Hämatom:
  - Extreme Kopfschmerzen innerhalb weniger Sekunden, Übelkeit, Erbrechen, Nackensteifigkeit, Krampfanfälle
- Intrazerebrales Hämatom:
  - Hemiparese, Sprachstörung, Krampfanfälle, Bewusstseinsstörung

Diagnostik

- Anamnese
- Neurologische Untersuchung
- CT des Schädels
- Intrakranielle Druckmessung

Interventionelle Alternativtherapien

- ➤ Bohrlochtrepanation bei mittelschweren SHT
- Kraniotomie/Kraniektomie mit Duraerweiterungsplastik (s. u.)

Operation

Verfahrensvarianten

- **Osteoplastische Kraniotomie:** Reimplantation des entfernten Schädeldeckels am OP-Ende und Fixation mit Miniplatten oder Craniofix®
- **Osteoklastische Kraniotomie oder Kraniektomie:** keine Reimplantation des Schädeldeckels am OP-Ende. Stattdessen erfolgt ein Einnähen in das abdominelle Subkutangewebe des Patienten und spätere Reimplantation in zweiter Sitzung

Vorbereitung

- Wärmematte unter dem Patientenkörper zur Vermeidung einer Hypothermie
- NE unter die Schulter
- Ggf. Rasur des Schädels im Bereich der Blutungsregion und Desinfektion des Areals

Patientenpositionierung

- Rücken- bis Halbseitenposition mit Kopf in Mayfield-Kopfklemme befestigt, zur kontralateralen Richtung gedreht sowie mit beiden Armen adduziert

Spezielle Instrumente und Materialien

- Operationsmikroskop mit sterilem Bezug
- Highspeed-Bohrwelle, Trepan, Kraniotom mit Fräse, Mikrotron sowie Rosen- und Diamantbohrer
- Klemmen nach DANDY und Hautklammern nach RANEY
- CranioFix®-Applikator, -Klammer, -Schneidezange, -Haltezange
- Ggf. YASARGIL-Clips mit passender Anlege- und Abnehmzange
- Dura- und Nervenhäkchen, Hirnspatel
- (Mikro-)Dissektoren, Federscheren und Pinzetten
- Hohlmeißelzangen, Knochenstanzen, Raspatorien, Elevatorien
- Knochenwachs, lokales Hämostyptikum, Hirnwatten mit Seidenfäden
- Ggf. Durapatch für Duraerweiterungsplastik
- Sogdrainage mit Flasche, z. B. Redon

Schnittführung
- Längs- oder bogenförmiger Hautschnitt oberhalb der betroffenen Region
- Anbringen von Klemmen nach DANDY und Kopfhautklammern nach RANEY

Wundverschluss
- Zählkontrolle
- Fortlaufender Duraverschluss
- Knochendeckelfixierung per CranioFix®
- Faszien- und Subkutanverschluss sowie Hautverschluss am Kopf
- Ggf. Subkutan- und Hautverschluss am Abdomen
- Steriler Wundverband und ggf. Kopfbandage

Nachbereitung
- Zählkontrolle aller Verbandstoffe, Instrumente und Nadeln im Vieraugenprinzip

Besondere Informationen/ Komplikationen/ Hinweise zur Anästhesie

- Der Kopf wird mit Hilfe der Mayfield-Kopfklemme (Drei-Punkt-Fixation) vollständig fixiert und immobilisiert. Der Schmerzreiz ist mit einer Hautinzision vergleichbar, daher sollte hierfür eine präventive Opioidgabe erfolgen
- Perioperative Komplikationen: Nachblutungen, Epilepsie, Infektionen, Hydrozephalus
- Bewusstlose Patienten sollten bis zum Beweis des Gegenteils in der Diagnostik immer so behandelt werden, als ob sie eine instabile Wirbelsäulenfraktur haben
- Bei einer Kraniotomie/Kraniektomie muss die instrumentierende Kraft immer genügend feuchte Hirnwatten griffbereit haben, um die freiliegende Gehirnmasse damit bedecken zu können und für eine schnelle Blutstillung
- Durch eine Duraerweiterungsplastik wird die Oberfläche der Dura mater so künstlich vergrößert, um bei einer Hirnschwellung einer Hirnkompression vorzubeugen

Kyphoplastie

Chirurgisches Aufrichten und Stabilisieren eines gebrochenen Wirbelkörpers

Indikation

- Kompressionsfraktur, meist an der Brust- oder Lendenwirbelsäule

Symptome

- Starke Rückenschmerzen
- Größenreduktion von einigen Zentimetern

Einteilung von Kompressionsfrakturen der Wirbelsäule

- **Instabile Fraktur:** Fraktur des hinteren Wirbelkörperteils, Schädigungen des Rückenmarks sind möglich
- **Stabile Fraktur:** Wirbelkörperfraktur ohne Beteiligung des Spinalkanals

Diagnostik

- Anamnese
- Klinische Untersuchung
- CT oder MRT

Interventionelle Alternativtherapien

- Stabilisierung über Schanz-Krawatte bei der Halswirbelsäule
- Stabilisierung über Kunststoffkorsett bei Brust- oder Lendenwirbelsäule

Operation

Vorbereitung

- Wärmematte unter dem Patientenkörper zur Vermeidung einer Hypothermie
- NE auf den Oberschenkel
- Zirkuläre Hautdesinfektion des betroffenen Areals

Patientenpositionierung

- Bauchposition mit Kopf in einer Kopfschale und beiden Armen nach kranial abduziert

Spezielle Instrumente und Materialien

- Röntgen C-Bogen mit sterilem Bezug
- Trokarnadel mit Zugangskanüle
- Ballondilatationskatheter
- Kontrastmittel, Knochenzement
- Injektionssystem für Knochenzement
- Hämostyptika, Watte mit Seidenfäden
- Ggf. PVC-Drainage mit Sog, z. B. Redon

Schnittführung

- Unipedikulärer oder bipedikulärer Zugang über 2–3 cm lange Hautinzisionen

Wundverschluss

- Zählkontrolle
- Subkutan- und Hautverschluss
- Pflasterverband des Hautschnitts

Nachbereitung

- Zählkontrolle aller Verbandstoffe, Instrumente und Nadeln im Vieraugenprinzip

Besondere Informationen/ Komplikationen/ Hinweise zur Anästhesie

- Präoperative Umpositionierung von Rücken- auf Bauchposition immer mit mindestens 4 Personen und ständiger Sicherung des Patienten und der Intubation
- Perioperative Komplikationen:
  - Allergische Reaktion auf den Knochenzement
  - Frakturen an der Eintrittsstelle des Trokars
  - Intraoperative Tubusdislokation mit Atemwegsverlust
  - Hämodynamische Instabilität nach Umpositionierung mit Rhythmusstörungen bis zur Asystolie
- Die Trokarnadeln besitzen eine schräg geschliffene Nadel. Während der Passage am Spinalkanal werden sie mit der stumpfen Seite geführt. Für die richtige Lage im Wirbelkörper ist dann eine Drehung der Nadel um 180° erforderlich

Sequesterektomie

Chirurgische Entfernung einer vorgefallenen Bandscheibe im Bereich der Lendenwirbelsäule

Indikation

- Bandscheibenvorfall im Bereich der Lendenwirbelsäule [LWS]

Symptome

- Stechende Rückenschmerzen ausstrahlend in die Beine
- Kribbeln und Taubheitsgefühle bis zu neurologischen Ausfällen
- Funktionsstörungen der Blase und des Rektums (Notfallindikation)

Diagnostik

- Anamnese
- Klinische Untersuchung, z. B. der Nerven, Muskelreflexe und -kraft
- CT oder MRT

Interventionelle Alternativtherapien

- Transforaminale Injektion an der LWS
- Interlaminäre Injektion an der LWS
- Minimalinvasive, endoskopische Sequesterektomie
- ➤ Spondylodese und Fusion

Operation

Vorbereitung
- Wärmematte unter dem Patientenkörper zur Vermeidung einer Hypothermie
- NE auf den Oberschenkel
- Hautdesinfektion des Lendenwirbelbereichs von Brustwirbelbereich bis Steißbein

Patientenpositionierung
- Knie-Thorax-Position: hockende Bauchposition mit angewinkelten Knien, nach kranial abduzierten Armen und seitlich gedrehtem Kopf
- Zum Halten der Position kommen Stützen im Bereich des Gesäßes zum Einsatz

Spezielle Instrumente und Materialien
- Röntgen C-Bogen und Operationsmikroskop jeweils mit sterilem Bezug
- Zenker-, Nerven-/Tasthaken, Raspatorium, scharfe Löffel, Fasszange, Wundsperrer
- Gebogenes Elevatorium, Osteotom, Hammer, Knochenstanzen
- Flach- und Hohlmeißel, Muskelablöser und Rongeure nach CASPAR
- Hämostyptika
- Ggf. PVC-Drainage mit Sog, z. B. Redon

Schnittführung
- Extraforaminaler Zugang (oberer Gelenkzugang)
- **Alternativ:** inter- oder translaminärer Zugang (medial und paramedial des Vorfalls)
- Hautschnitt je nach Zugang über den Dornfortsätzen der betreffenden Wirbel

Wundverschluss
- Zählkontrolle
- Faszien-, Subkutan- und Hautverschluss
- Pflasterverband des Hautschnitts

Nachbereitung
- Zählkontrolle aller Verbandstoffe, Instrumente und Nadeln im Vieraugenprinzip

Besondere Informationen/ Komplikationen/ Hinweise zur Anästhesie

- Präoperative Umpositionierung von Rücken- auf Bauchposition immer mit mindestens 4 Personen und ständiger Sicherung des Patienten und der Intubation
- Perioperative Komplikationen:
  - Verletzung des Duraschlauchs, des Spinalnervs, der A. vertebrales oder umliegender Organe
  - Nachblutungen
  - Intraoperative Tubusdislokation mit Atemwegsverlust
  - Hämodynamische Instabilität nach Umpositionierung mit Rhythmusstörungen bis zur Asystolie

Spondylodese

Chirurgische Stabilisierung der Wirbelsäule mit einem Schrauben- und Stangensystem

Indikation

- Bandscheibenvorfall im Bereich der Lendenwirbelsäule [LWS]
- Wirbelkörperfrakturen in allen Bereichen der Wirbelsäule

Symptome

- Starke lokale Schmerzen sowohl bei Belastungen als auch in Ruhe
- Schonhaltung mit Muskelverspannung
- Druck- und Klopfschmerzen bei Palpation
- Bei Nervenschädigungen: stechender Schmerz, Parästhesien und Brennen
- Funktionsstörungen der Blase und des Rektums (Notfallindikation)

Diagnostik

- Anamnese
- Klinische Untersuchung, z. B. der Nerven, Muskelreflexe und -kraft
- CT oder MRT

Interventionelle Alternativtherapien

- ➤ Sequesterektomie bei Bandscheibenvorfällen im Bereich der LWS

Operation

Vorbereitung

- Wärmematte unter dem Patientenkörper zur Vermeidung einer Hypothermie
- NE auf den Oberschenkel
- Hautdesinfektion des betroffenen Areals

Patientenpositionierung

- Bauchposition mit Kopf in einer Kopfschale und beiden Armen nach kranial abduziert

Spezielle Instrumente und Materialien

- Röntgen C-Bogen und Operationsmikroskop jeweils mit sterilem Bezug
- Knochenstanzen, Klammeranleger und -abnehmer nach MICHEL
- Sequesterzange, Hammer, Osteotome, Elevatorien, scharfe Löffel, Raspatorien
- Laminektomiesperrer, Hohlmeißel
- Distraktionsgerät 2 × mit Spannblättern und -schlüsseln, Ankörner
- Trokar mit T-Griff und Tiefenanschlag, Drehmomentschlüssel, Bolzenschneider
- Transpedikuläre Schrauben 4 × gerade und abgewinkelte Verbindungsstäbe je 2 ×
- Kurzer und langer Spindeldistraktor je 2 ×
- Hämostyptika, Knochenwachs, Watte mit Seidenfäden
- Ggf. PVC-Drainage mit Sog, z. B. Redon

Schnittführung

- Extraforaminaler Zugang (oberer Gelenkzugang)
- Alternativ: inter- oder translaminärer Zugang (medial und paramedial des Vorfalls)
  - Hautschnitt je nach Zugang über den Dornfortsätzen der betreffenden Wirbel
- **Bei Wirbelkörperfrakturen:** medianer Hautschnitt auf Höhe der Fraktur

Wundverschluss

- Zählkontrolle
- Faszien-, Subkutan- und Hautverschluss
- Pflasterverband des Hautschnitts

Nachbereitung

- Zählkontrolle aller Verbandstoffe, Instrumente und Nadeln im Vieraugenprinzip

Besondere Informationen/ Komplikationen/ Hinweise zur Anästhesie

- Präoperative Umpositionierung von Rücken- auf Bauchposition immer mit mindestens 4 Personen und ständiger Sicherung des Patienten und der Intubation
- Perioperative Komplikationen:
  - Verletzung des Duraschlauchs, des Spinalnervs, der A. vertebrales oder umliegender Organe
  - Nachblutungen
  - Intraoperative Tubusdislokation mit Atemwegsverlust
  - Hämodynamische Instabilität nach Umpositionierung mit Rhythmusstörungen bis zur Asystolie

Ophthalmologie

Bulbusenukleation

Chirurgische Entfernung des Bulbus oculi (Augapfels) aus seiner Kapsel (Tenon)

Indikation

- Unbeherrschbare Endophthalmitis (schwere Entzündung im Augeninnenraum)
- Austherapiertes Glaukom
- Schwere Traumata
- Maligne Tumore

Symptome

- **Endophthalmitis:** akut fortschreitende Visusminderung; starke dumpfe Schmerzen; stark gerötete und geschwollene Bindehaut
- **Austherapiertes Glaukom:** anhaltende, starke Schmerzen; ➢ Trabekulektomie
- **Schwere Traumata:** Sehstörung, Ausfluss von Blut und Kammerwasser
- **Maligne Tumore:** Sehstörung bis Erblindung

Diagnostik

- Anamnese
- Inspektion
- Ophthalmoskopie

Interventionelle Alternativtherapien

- **Eviszeration:** Entfernung des Inhalts des Bulbus oculi unter Belassung von Sklera, äußeren Muskeln und N. oculi

Operation

Vorbereitung
- Wärmematte unter dem Patientenkörper zur Vermeidung einer Hypothermie

Patientenpositionierung
- Rückenposition mit leichter Oberkörperhochlage, Kopf in einer Kopfschale mit Blick zur Decke sowie ein Arm abduziert und der andere adduziert

Spezielle Instrumente und Materialien
- Lidhalter, Nervenklemme, 6/0 polyfil, resorbierbare Nähte
- Orbitaimplantat in passender Größe, Symblepharonschale als Interimsprothese
- Histologiegefäß mit Formalin in passender Größe für das Auge

Schnittführung
- Zirkuläre Eröffnung von Tunica conjunctiva und Tenon am Limbus

Wundverschluss
- Zählkontrolle
- Verschluss der Tenon und der Tunica conjunctiva
- Einlage der Symblepharonschale
- Augenverband

Nachbereitung
- Zählkontrolle aller Verbandstoffe, Instrumente und Nadeln im Vieraugenprinzip

Besondere Informationen/ Komplikationen/ Hinweise zur Anästhesie

- Perioperative Komplikationen: Nachblutung
- OP findet in Vollnarkose statt, zusätzliche Retrobulbäranästhesie zur Blutstillung

Crosslinking/Hornhautvernetzung

Chirurgische Quervernetzung der Kollagenfasern in der Kornea (Hornhaut)

Indikation

- Keratokonus: kegelartige Vorwölbung der Kornea

Symptome

- Progrediente Sehverschlechterung mit verzerrtem Sehen und Kurzsichtigkeit

Diagnostik

- Anamnese
- Inspektion
- Spaltlampenuntersuchung

Interventionelle Alternativtherapien

- ➢ Keratoplastik

Operation

Vorbereitung
- Wärmematte unter dem Patientenkörper zur Vermeidung einer Hypothermie

Patientenpositionierung
- Rückenposition mit leichter Oberkörperhochlage, Kopf in einer Kopfschale mit Blick zur Decke sowie ein Arm abduziert und der andere adduziert

Spezielle Instrumente und Materialien
- Augenspreizer, Hockeymesser, Riboflavin (Vitamin B_2, UV-lichtempfindlich)
- UV-Licht (370 nm)
- Ggf. Kontaktlinse

Schnittführung
- Abrasio der Epithelschicht der Kornea

Wundverschluss
- Zählkontrolle
- Ggf. Einlage einer Kontaktlinse zur Schmerzlinderung
- Auftragen einer Vitamin- und Antibiotikasalbe

Nachbereitung
- Zählkontrolle aller Verbandstoffe und Instrumente im Vieraugenprinzip

Besondere Informationen/ Komplikationen/ Hinweise zur Anästhesie

- Perioperative Komplikationen:
  - Postoperative Schmerzen bis zum Epithelverschluss (2 Tage)
  - Keine Wirkung der Behandlung
- Anästhesie per Tropfen: Oberflächenbetäubung der Kornea mittels Augentropfen. Berührungen und leichtes Druckgefühl werden weiterhin wahrgenommen

Kataraktextraktion, extrakapsulär

Chirurgische Entfernung der Linse und Implantation einer Kunstlinse

Indikation

- Grauer Star: Eintrübung der Linse

Symptome

- Veränderte Farbwahrnehmung
- Abnahme des Visus (Scharfsehen) und Blendungsgefühl, vor allem in der Dunkelheit

Diagnostik

- Anamnese, Inspektion
- Spaltlampenuntersuchung

Interventionelle Alternativtherapien

- Keine

Operation

Vorbereitung
- Keine Besonderheiten

Patientenpositionierung
- Rückenposition mit leichter Oberkörperhochlage, Kopf in einer Kopfschale mit Blick zur Decke

Spezielle Instrumente und Materialien
- Ultraschallgerät und Spül-Saugsystem, Augenspreizer, Parazentesemesser
- Kapsulorhexispinzette, Shooter, Phakospatel, Repositionshäkchen, Viskoelastikum
- Kunstlinse mit Implantationsinstrumenten
- Ggf. Kontaktlinse

Schnittführung
- Korneoskleralschnitt als Haupttunnelschnitt mit zwei Einschnitten
- Anschließend kreisrunde Eröffnung der vorderen Linsenkapsel

Wundverschluss
- Zählkontrolle
- Ggf. Auflage einer Kontaktlinse zur Schmerzlinderung, Augenverband

Nachbereitung
- Zählkontrolle aller Verbandstoffe und Instrumente im Vieraugenprinzip

Besondere Informationen/ Komplikationen/ Hinweise zur Anästhesie

- Perioperative Komplikationen: Lösen bzw. Herausfallen der Kunstlinse
- Die Kunstlinse besteht i. d. R. aus hydrophilen oder hydrophoben Acrylat und ist aus einem Stück oder mehreren Teilen gemacht
- Tropfenanästhesie: Oberflächenbetäubung der Kornea per Augentropfen. Berührungsempfinden und leichtes Druckgefühl bleiben

Keratoplastik

Chirurgische Hornhauttransplantation

Indikation

- Weit fortgeschrittener Keratokonus: kegelartige Vorwölbung der Kornea
- Ulcus corneae
- Fuchs-Endotheldystrophie: Eintrübung der Hornhaut

Symptome

- **Keratokonus:** progrediente Sehverschlechterung mit Sehverzerrung + Kurzsichtigkeit
- **Ulcus corneae:** starkes Tränen, Rötung, Schmerzen, Suppuration, Lichtempfindlichkeit
- **Fuchs-Endotheldystrophie:** verminderter Visus, Blendempfindlichkeit, Schmerz (akut)

Diagnostik

- Anamnese
- Inspektion
- Spaltlampenuntersuchung

Interventionelle Alternativtherapien

- ➤ Crosslinking/Hornhautvernetzung bei Keratokonus

Operation

Vorbereitung

- Präoperative Entnahme der Spenderhornhaut
- Wärmematte unter dem Patientenkörper zur Vermeidung einer Hypothermie

Patientenpositionierung

- Rückenposition mit leichter Oberkörperhochlage, Kopf in einer Kopfschale mit Blick zur Decke sowie ein Arm abduziert und der andere adduziert

Spezielle Instrumente und Materialien

- Augenspreizer, Hockeymesser, Hornhautmarkierer, Viskoelastikum
- Trepan-System nach Krummeich (GTS-System)
- Im Vorfeld entnommene Spenderhornhaut
- 10/0 monofile, nicht resorbierbare Nähte

Schnittführung

- Einschnitt der Kornea zum Applizieren von Viskoelastikum
- Aufsetzen und Drehen des Messers im GTS-System, um die Hornhaut kreisförmig in gleichem Durchmesser wie das Transplantat auszuschneiden

Wundverschluss
- Zählkontrolle
- Ggf. Augenverband

Nachbereitung
- Zählkontrolle aller Verbandstoffe, Instrumente und Nadeln im Vieraugenprinzip

Besondere Informationen/ Komplikationen/ Hinweise zur Anästhesie

- Perioperative Komplikationen: Lösung oder Abstoßung des Transplantats
- Bei Spenderhornhautentnahme mit dem Trepan-System nach Krummeich muss der Durchmesser gleich dem Empfängerareal sein

Pars-plana-Vitrektomie [PPV]

Chirurgische Wiederherstellung der Funktion der Macula lutea (Gelber Fleck der Retina)

Indikation

- Epirenale Gliose: Membranisierung der Macula lutea und Verfaltung dieser

Symptome

- Verzerrte Linien und Visusverlust

Diagnostik

- Anamnese, Inspektion
- Ophthalmoskopie
- Spaltlampenuntersuchung

Interventionelle Alternativtherapien

- Keine

Operation

Vorbereitung
- Wärmematte unter dem Patientenkörper zur Vermeidung einer Hypothermie

Patientenpositionierung
- Rückenposition mit leichter Oberkörperhochlage, Kopf in einer Kopfschale mit Blick zur Decke sowie ein Arm abduziert und der andere adduziert

Spezielle Instrumente und Materialien
- Augenspreizer, Vitrektom, Infusionszulauf, 3 Trokare, Kaltlichtquelle und -sonde
- Endolasersonde, Pinzette, Infusionslösung (Schwere Flüssigkeit), färbender Stoff
- 8/0 polyfil, resorbierbare Nähte
- Ggf. Silikonöl

Schnittführung
- Einbringen der 3 Trokare im Bereich der Pars plana in den Glaskörper

Wundverschluss
- Zählkontrolle
- Insufflation von Luft-Gas-Gemisch oder Silikonöl in den Glaskörper zur Tamponade
- Dichtigkeitsprüfung, ggf. Nahtsicherung der Einstichstellen, dann Augenverband

Nachbereitung
- Zählkontrolle aller Verbandstoffe, Instrumente und Nadeln im Vieraugenprinzip

Besondere Informationen/ Komplikationen/ Hinweise zur Anästhesie

- Gas wird vom Körper resorbiert, Öl muss in einer weiteren Operation entfernt werden
- Perioperative Komplikationen: Rezidiv, Undichtigkeit der Einstichstellen
- Vorgehen in Vollnarkose empfohlen
- Vorsichtige Indikationsstellung, da vollständige Genesung nicht garantiert

Strabismus-OP

Chirurgische Korrektur von Sehachsenfehlstellung (Strabismus: Schielen) durch Anpassung der Augenmuskulatur

Indikation

- Nicht konservativ korrigierbarer Strabismus

Symptome

- Doppelbilder, beeinträchtigtes dreidimensionales Sehen
- Kopfschmerzen und Konzentrationsschwierigkeiten
- Schiefhaltung des Kopfes und Fehlstellung der Augen

Diagnostik

- Anamnese, Inspektion
- Abdecktest (Cover-Test)

Interventionelle Alternativtherapien

- Okklusionsbehandlung

Operation

Vorbereitung

- Wärmematte unter dem Patientenkörper zur Vermeidung einer Hypothermie

Patientenpositionierung

- Rückenposition mit leichter Oberkörperhochlage, Kopf in einer Kopfschale mit Blick zur Decke sowie ein Arm abduziert und der andere adduziert

Spezielle Instrumente und Materialien

- Lidhalter, Schielhaken, Muskelklemme nach Bangerter
- Augenzirkel und Spatel nach Castroviejo
- Bipolare Pinzette
- 6/0 polyfil, resorbierbare Muskelnähte

Schnittführung

- Türflügelschnitt: Eröffnung der Bindehaut über dem Muskel

Wundverschluss

- Zählkontrolle
- Fortlaufender Verschluss der Bindehaut
- Augenverband

Nachbereitung

- Zählkontrolle aller Verbandstoffe, Instrumente und Nadeln im Vieraugenprinzip

Besondere Informationen/ Komplikationen/ Hinweise zur Anästhesie

- I. d. R. erfolgt der Eingriff im Vorschulalter
- Perioperative Komplikationen: Rezidivstrabismus
- OP findet i. d. R. in Vollnarkose statt
- Hohe Wahrscheinlichkeit des Auftretens von PONV (54 %)

Trabekulektomie

Chirurgische Senkung des Augeninnendrucks durch Schaffung eines zusätzlichen Abflusses

Indikation

- Glaukom (Grüner Star): Anstieg des Augeninnendrucks

Symptome

- Gesichtsfeldausfällen bis hin zum „Tunnelblick“
- Akuter Fall: plötzliche Sehstörung, bohrende Schmerzen mit Ausstrahlung in Hinterkopf und Kiefer sowie Übelkeit und Erbrechen – Notfallindikation

Diagnostik

- Anamnese
- Inspektion
- Augeninnendruckmessung
- Spaltlampenuntersuchung

Interventionelle Alternativtherapien

- Kanaloplastik: Aufdehnung des Schlemm-Kanals (Abfluss für das Kammerwasser)
- Exo-Zyklophotokoagulation: Reduktion der Kammerwasserproduktion durch Laser
- ➤ Bulbusenukleation bei anhaltenden starken Schmerzen ohne Therapieoption

Operation

Vorbereitung

- Wärmematte unter dem Patientenkörper zur Vermeidung einer Hypothermie

Patientenpositionierung

- Rückenposition mit leichter Oberkörperhochlage, Kopf in einer Kopfschale mit Blick zur Decke sowie ein Arm abduziert und der andere adduziert

Spezielle Instrumente und Materialien

- Augenspreizer, Parazentesemesser, Tellermesser, Zytostatikum (Mitomycin C)
- Viskoelastikum und Mikrokathetersystem für Kanaloplastik
- 10/0 monofil, nicht resorbierbare Nähte
- Lasersonde für Exo-Zyklophotokoagulation

Schnittführung

- Eröffnung der Tunica conjunctiva am Limbus

Wundverschluss

- Zählkontrolle
- Augenverband

Nachbereitung

- Zählkontrolle aller Verbandstoffe, Instrumente und Nadeln im Vieraugenprinzip

Besondere Informationen/ Komplikationen/ Hinweise zur Anästhesie

- Perioperative Komplikationen: Rezidivglaukom
- Anästhesie per Tropfen: Oberflächenbetäubung der Kornea mittels Augentropfen. Berührungen und leichtes Druckgefühl werden weiterhin wahrgenommen
- Bei einer Exo-Zyklophotokoagulation ist auf **Laserschutzmaßnahmen** zu achten!

Plastische/Wiederherstellungschirurgie

Body-Lift, Ganzkörpergewebestraffung

Chirurgische Wiederherstellung einer ansprechenden Form des Körpers durch Entfernen von Hautüberschüssen

Indikation

- Wunsch nach Veränderung der Ästhetik
- Zustand nach ➤ Liposuktion
- Radikale Gewichtsabnahme

Symptome

- Ästhetische Unzufriedenheit bis Depression
- Große Hautüberschüsse mit einhergehenden Bewegungseinschränkungen

Diagnostik

- Anamnese
- Inspektion
- Palpation
- 3D-Modelling

Interventionelle Alternativtherapien

- Bauchdeckenstraffung
- Oberarmstraffung
- Oberschenkelstraffung
- Gesäßstraffung
- Thoraxwandstraffung
- Bruststraffung/ ➤ Mastopexie
- Rückenstraffung
- Halsstraffung

Operation

Vorbereitung

- Wärmematte unter dem Patientenkörper und Wärmedecke auf dem Körper zur Vermeidung einer Hypothermie
- NE unter der Schulter oder auf dem Oberschenkel
- Zunächst Hautdesinfektion des betroffenen Areals, hier Rücken von Hals bis Gesäß
- Intraoperativ dann Desinfektion des Abdomens von Mamillenunterrand bis Symphyse

Patientenpositionierung

- **Präoperativ:** Bauchposition mit beiden Armen nach kranial abduziert
- **Intraoperativ:** Rückenposition mit beiden Armen in 70° abduziert
- OP-Tisch mit Verlängerung, um Person zum Verschluss der Bauchdecke aufzurichten

Spezielle Instrumente und Materialien

- Warme Kochsalzlösung
- Steriler Stift, Lineal
- Mehrere 22er Skalpelle
- Backhausklemmen oder Hautklammergerät + Klammerentferner
- 4 × PVC-Drainage mit Sog, z. B. Redon
- Waage
- Histologiegefäße mit Formalin in passender Größe

Schnittführung
- Hautinzision am Rücken nach im Vorfeld angezeichneter Schnittführung
- Nach Umpositionierung: Hautinzision am Bauch nach angezeichneter Schnittführung

Wundverschluss
- Zählkontrolle (vor Rücken- und vor Bauchverschluss)
- Aufrichten der Person in die Hüftbeugestellung (vor Bauchverschluss)
- Schichtweiser Wundverschluss (vor Rücken- und vor Bauchverschluss)
- Steriler Wundverband (vor Rücken- und vor Bauchverschluss)

Nachbereitung
- Zählkontrolle aller Verbandstoffe, Instrumente und Nadeln im Vieraugenprinzip

Besondere Informationen/ Komplikationen/ Hinweise zur Anästhesie

- Solch ein Eingriff kann i. d. R. einige Stunden OP-Zeit andauern
- Ggf. wird entnommenes Gewebe intraoperativ gewogen und dokumentiert
- Intraoperativ werden die Wundränder immer wieder per Backhausklemmen oder Hautklammergerät temporär adaptiert, um die richtige Entwicklung zu prüfen
- Beim Ausschleusen darf der OP-Tisch nicht in die Neutralstellung gebracht werden. Es muss zwingend in Hüftbeugestellung ausgeschleust werden, um eine Überdehnung der Bauchdeckenstraffung und eine Nahtdehiszenz zu vermeiden
- Perioperative Komplikationen:
  - Hämatom
  - Wundheilungsstörung
  - Nahtinsuffizienz bzw. -dehiszenz
  - Schmerzen

Hauttransplantation, frei

Chirurgische Korrektur eines Gewebedefekts durch Verwendung von Haut oder Schleimhaut

Indikation

- Gewebedefekte auf Grund von Traumata, Durchblutungsstörungen, Infektionen oder nach Tumorentfernung

Symptome

- Ästhetische Unzufriedenheit
- Funktionseinschränkungen im betroffenen Areal (sensorisch, motorisch)
- Weitere Symptome abhängig von der Ursache

Diagnostik

- Anamnese
- Inspektion
- Abstrich

Interventionelle Alternativtherapien

- Spalthautplastik: Entnahme von körpereigener Epidermis und ¼, ½ oder ¾ der Dermis
- Vollhautplastik: Entnahme von körpereigener Epidermis und kompletter Dermis
- ➢ Lappenplastik

Operation

Vorbereitung
- Wärmematte unter dem Patientenkörper und Wärmedecke auf dem Körper zur Vermeidung einer Hypothermie
- NE auf Flanke oder Oberschenkel
- Zirkuläre Hautdesinfektion zuerst des Spenderareals, dann des Empfängerareals

Patientenpositionierung
- Rückenposition mit beiden Armen abduziert

Spezielle Instrumente und Materialien
- Dermatom mit Klingen, Meshgraft-Gerät mit Meshschablonen 1:3 oder 1:5
- Fettgaze, antiseptische Reinigungslösung, erwärmte Ringer-Lösung (45–50 °C)
- Steriler Stift, scharfe Löffel
- Ggf. Hautklammergerät oder 4/0 monofil, resorbierbare Nähte
- Ggf. Vakuumtherapieschwammsystem + Gerät

Schnittführung
- **Empfängerareal:** Säubern und Auffrischen der Wundränder des Defektes
- **Spenderareal:** Aufsetzen des Dermatoms mit ausgewählter Abtragungstiefe
  - *Alternativ:* Anzeichnen der Schnittführung zur Entnahme und Ausschneiden

Wundverschluss

- Zählkontrolle
- Wundverschluss:
  - **Spenderareal Spalthaut:** Bedecken mit Wundverband
  - **Spenderareal Vollhaut:** schichtweiser Wundverschluss und Wundverband
  - **Empfängerareal Spalthaut:** Adaption und Auflage von Fettgaze/Wundverband
  - **Empfängerareal Vollhaut:** fortlaufende Hautnaht und Wundverband

Nachbereitung

- Zählkontrolle aller Verbandstoffe, Instrumente und Nadeln im Vieraugenprinzip

Besondere Informationen/ Komplikationen/ Hinweise zur Anästhesie

- Bei dem Transplantat handelt es sich i. d. R. um Eigenmaterial des Patientenkörpers
- Perioperative Komplikationen:
  - Abstoßung oder Absterben des Hauttransplantats
  - Wundinfektion
  - Ablösen der Spalthaut bei Verbandwechsel
- Das Einstellen des Dermatoms ist **immer** Aufgabe des Chirurgen
- Durch das „Meshen“ wird der Spalthaut eine netzartige Struktur verliehen und die Fläche so vergrößert
- Die Versorgung von Patienten mit einer Spalt- oder Vollhaut gehört in die Kategorie der septischen Eingriffe. Demzufolge sind entsprechende Reihenfolgen bei der Saalbuchung nach Robert Koch-Institut [RKI] zu beachten
- Durch die Verwendung eines Vakuumschwammsystems als Wundabdeckung der Spalthaut kann das Einsprießen von Gewebe in das Empfangsareal gefördert werden
- Die Entscheidung, ob Spalthaut oder Vollhaut, hängt von vielen Faktoren wie Ästhetik, Größe des Defekts und Zustand des Empfängerareals ab

Lappenplastik, gestielt oder frei

Chirurgische Korrektur eines Gewebedefekts durch Verwendung eines Gewebeblocks aus der gesamten Haut und mindestens dem darunter liegenden Fettgewebe bis hin zu Muskel- und/oder Knochengewebe

Indikation

- Gewebedefekte auf Grund von Traumata, Durchblutungsstörungen, Infektionen oder nach Tumorentfernung (z. B. nach ➤ Ablatio mammae)

Symptome

- Ästhetische Unzufriedenheit
- Funktionseinschränkungen im betroffenen Areal (sensorisch, motorisch, schützend)
- Weitere Symptome abhängig von der Ursache (z. B. ➤ Ablatio mammae)

Diagnostik

- Anamnese
- Inspektion
- Ggf. Abstrich

Interventionelle Alternativtherapien

- **Spalthautplastik:** Entnahme von körpereigener Epidermis und ¼, ½ oder ¾ der Dermis (➤ Hauttransplantation)
- **Vollhautplastik:** Entnahme von körpereigener Epidermis und kompletter Dermis (➤ Hauttransplantation)
- **Gestielte Lappenplastik:** Spender- und Empfängerareal grenzen aneinander an, der Gefäßstiel bleibt mit seinem Ursprung verbunden
- **Freie Lappenplastik:** Spender- und Empfängerareal sind weit voneinander entfernt, der Gefäßstiel wird abgesetzt und im Empfängerareal neu anastomosiert

Operation

Beispiele für Lappenplastiken (gestielt und frei)

- **LaDo-Lappen:** Lappen aus Vollhaut + M. **la**tissimus **do**rsi (z. B. nach ➤ Ablatio mammae)
- **DIEP-Lappen:** (**D**eep **I**nferior **E**pigastric **P**erforator) Lappen aus Unterbauchvollhaut und Fettgewebe. Es werden u. a. die Vasa epigastrica profunda präpariert
- **TRAM-Lappen:** (**T**ransverser **R**ectus **A**bdominis **M**usculocutaneus) querer Unterbauchlappen. Ähnlich dem DIEP-Lappen, zusätzlich mit M. rectus abdominis

Vorbereitung
- Wärmematte unter dem Patientenkörper und Wärmedecke auf dem Körper zur Vermeidung einer Hypothermie
- NE auf Flanke oder Oberschenkel
- Zirkuläre Hautdesinfektion des Empfänger- und Spenderareals von innen nach außen

Patientenpositionierung
- Rückenposition mit beiden Armen abduziert
- Ggf. Armtisch, wenn Plastik am Arm stattfindet

Spezielle Instrumente und Materialien
- Lupenbrille
- Gefäßinstrumentarium bei freier Lappenplastik
- Gefäßnähte nach Areal, Gefäßloops, -ligaturen und -clips
- Schablone für Schnittmuster und steriler Stift
- Dopplersonografiegerät und steriler Bezug
- Warme Kochsalzlösung
- Ggf. Silikondrainage ohne Sog

Schnittführung
- **Empfängerareal:** Säubern und Auffrischen der Wundränder des Defektes
- **Spenderareal:** Anzeichnen der Schnittführung und ausschneiden

Wundverschluss
- Zählkontrolle
- Einlage einer Silikondrainage unter den Lappen zum Sekretabfluss
- Schichtweiser Wundverschluss an beiden Arealen
- Steriler Wundverband

Nachbereitung
- Zählkontrolle aller Verbandstoffe, Instrumente und Nadeln im Vieraugenprinzip

Besondere Informationen/ Komplikationen/ Hinweise zur Anästhesie

- Solch ein Eingriff kann i. d. R. einige Stunden OP-Zeit andauern
- Bei dem Gewebeblock handelt es sich stets um Eigenmaterial des Patientenkörpers
- Entscheidend bei jeder Lappenplastik ist die Art der Gefäßversorgung des Lappens:
  - **Random pattern flap:** Lappenstiel mit undefiniertem Gefäßsystem
  - **Axial pattern flap:** Lappenstiel mit expliziter Gefäßversorgung (z. B. A. und V. thoracodorsalis)
- Perioperative Komplikationen:
  - Abstoßung oder Absterben des Lappens
  - Wundinfektion
  - Einblutung/Nachblutung
- Perioperatives, **ununterbrochenes** Wärmemanagement ist hier das A und O

Liposuktion

Chirurgisches Absaugen von Fettgewebe, meistens im Bein- und/oder Gesäßbereich

Indikation

- Lipödeme (Fettschwellungen)
- Vorbereitung auf Straffungseingriffe (➤ Body-Lift)
- Patientenwunsch

Symptome

- Ästhetische Unzufriedenheit bis Depression
- **Lipödeme:** Schmerzen, Bewegungseinschränkungen

Diagnostik

- Anamnese
- Inspektion

Interventionelle Alternativtherapien

- Infiltration einer Tumeszenzlösung aus Lokalanästhetikum, Natriumhydrogencarbonat, Adrenalin und NaCl; Absaugung nur mit Sog
- Einbringen der Infiltrationslösung (s. u.) und:
  - powerassistierte Absaugung (Absaugung unter Vibration) oder
  - wasserstrahlassistierte Absaugung (Body-Jet)

Operation

Vorbereitung
- Wärmematte unter dem Patientenkörper zur Vermeidung einer Hypothermie
- Zirkuläre Hautdesinfektion beider Beine bzw. von Mamillenunterrand bis Schambein

Patientenpositionierung
- Rückenposition mit beiden Armen abduziert

Spezielle Instrumente und Materialien
- Infiltrationssystem und -pumpe, Schlauchfixierung, Saugersystem
- Liposuktionskanülen in verschiedenen Größen
- Infiltrationslösung (1.000 ml NaCl 0,9 % mit 1 ml Adrenalin)
- Body und ggf. elastische Binden

Schnittführung

- Stichinzision an mehreren Stellen des OP-Gebiets, anschließend Applikation der Infiltrationslösung

Wundverschluss

- Zählkontrolle
- Hautverschluss und Pflasterverband
- Anlage eines Bodys und ggf. Beinwickel mit elastischer Binde

Nachbereitung

- Zählkontrolle aller Verbandstoffe, Instrumente und Nadeln im Vieraugenprinzip

Besondere Informationen/ Komplikationen/ Hinweise zur Anästhesie

- Die Menge des abgesaugten Fetts wird in der Patientenakte dokumentiert
- Perioperative Komplikationen: Einblutungen, Thromboembolie, Schmerzen

Mammaaugmentation

Chirurgische Vergrößerung der Brust unter Verwendung von Implantaten

Indikation

- Wunsch nach Veränderung der Form und/oder des Volumens der eigenen Brust
- Asymmetrie der Brust
- Angeborene Brusthypoplasie

Symptome

- Ästhetische Unzufriedenheit bis Depression
- **Asymmetrie:** visuell auffällige Volumendifferenz zwischen den Brüsten
- **Brusthypoplasie:** kaum bis gar nicht ausgebildete weibliche Brust

Diagnostik

- Anamnese
- Inspektion
- Palpation
- 3D-Modelling

Interventionelle Alternativtherapien

- Mammareduktionsplastik bei Asymmetrie

Operation

Vorbereitung
- Wärmematte unter dem Patientenkörper und Wärmedecke auf dem Körper zur Vermeidung einer Hypothermie
- NE auf Flanke oder Oberschenkel
- Hautdesinfektion beider Brüste von Jugulum bis supraumbilikal

Patientenpositionierung
- Rückenposition halbsitzend, mit beiden Armen in 70° abduziert oder adduziert

Spezielle Instrumente und Materialien
- Warme Kochsalzlösung
- Probeimplantate in verschiedenen Formen und Größen
- Passendes Implantat entweder mit Silikon oder Kochsalz gefüllt
- Ggf. PVC-Drainage mit Sog, z. B. Redon
- Elastische Binden
- Steri-Strips

Schnittführung
- Hautschnitt entweder:
  - Inframammär (Schnitt in der Brustumschlagfalte)
  - Axillär (Schnitt in der Achselhöhle)
  - Perimamillär (Schnitt halbkreisförmig am Brustwarzenhofrand)

Wundverschluss
- Zählkontrolle
- Abschließende Prüfung der Symmetrie beider Brüste
- Schichtweiser Wundverschluss
- Steriler Wundverband und Brustwickel oder Sport-BH

Nachbereitung
- Zählkontrolle aller Verbandstoffe, Instrumente und Nadeln im Vieraugenprinzip

Besondere Informationen/ Komplikationen/ Hinweise zur Anästhesie

- Es werden zur Überprüfung der Symmetrie grundsätzlich beide Brüste frei gelassen
- Lage des Implantats: entweder submuskulär oder subglandulär
- Perioperative Komplikationen:
  - Kapselfibrose, Wundheilungsstörungen, Hämatom, Serombildung
  - Rotation oder Dislokation des Brustimplantats
  - Implantatdefekt durch Materialermüdung oder Unfall
  - Taubheitsgefühl an der Mamille
- Die Wahl des richtigen Implantats ist von vielen Faktoren abhängig:
  - Breite und Höhe der Brustwand
  - Bestehendes Volumen der Brust
  - Hautmenge (Expander im Vorfeld möglich)
  - Gewebeelastizität und Dehnbarkeit der Haut
  - Abstand zwischen den Inframammärfalten und den Brustwarzen
  - Körpersymmetrie im Allgemeinen
- Ein vertrauensvoller plastischer Chirurg würde niemals einen Menschen an der Brust operieren, welcher sich noch im Wachstum befindet

Mastopexie

Chirurgische (Wieder-)Herstellung einer ansprechenden Form der Brust (Bruststraffung)

Indikation

- Wunsch nach Veränderung der Form der eigenen Brust
- Ptosis mammae (abgesenkte Brust)

Symptome

- Ästhetische Unzufriedenheit bis Depression

Ptosisstufen nach Kirwan

a) Brustwarzenkomplex [BWK] befindet sich ca. 2 cm oberhalb der Brustumschlagfalte
b) BWK befindet sich ca. 1 cm oberhalb der Brustumschlagfalte
c) BWK befindet sich auf Höhe der Brustumschlagfalte
d) BWK befindet sich ca. 1 cm unterhalb der Brustumschlagfalte
e) BWK befindet sich ca. 2 cm unterhalb der Brustumschlagfalte
f) BWK befindet sich mehr als 2 cm unterhalb der Brustumschlagfalte

Diagnostik

- Anamnese
- Inspektion
- Palpation
- 3D-Modelling

Interventionelle Alternativtherapien

- ➤ Mammaaugmentation

Operation

Vorbereitung

- Wärmematte unter dem Patientenkörper und Wärmedecke auf dem Körper zur Vermeidung einer Hypothermie
- NE auf Flanke oder Oberschenkel
- Hautdesinfektion beider Brüste von Jugulum bis supraumbilikal

Patientenpositionierung

- Rückenposition halbsitzend, mit beiden Armen in 70° abduziert oder adduziert

Spezielle Instrumente und Materialien

- Warme Kochsalzlösung
- Mamillotom, steriler Stift
- Grobe Präparierschere
- Backhausklemmen oder Hautklammergerät + Klammerentferner
- Ggf. PVC-Drainage mit Sog, z. B. Redon
- Fettgaze, Elastische Binden oder Sport-BH, Steri-Strips
- 2 Histologiegefäße mit Formalin in passender Größe, für jede Seite eins

Schnittführung

- **Periareolärer Schnitt:** geeignet bei leichter Ptosis und normaler Brustgröße
- **Zirkuläres und vertikales Umschneiden des BWK:** geeignet bei mittlerer Ptosis
- **T-förmiges Umschneiden des BWK:** bei großen Brüsten mit starker Ptosis

Wundverschluss
- Zählkontrolle
- Abschließende Prüfung der Symmetrie beider Brüste
- Schichtweiser Wundverschluss
- Steriler Wundverband mit Fettgaze auf die Mamillen und Brustwickel oder Sport-BH

Nachbereitung
- Zählkontrolle aller Verbandstoffe, Instrumente und Nadeln im Vieraugenprinzip

Besondere Informationen/ Komplikationen/ Hinweise zur Anästhesie

- Ggf. entnommenes Gewebe wird intraoperativ gewogen und dokumentiert
- Intraoperativ werden die Wundränder immer wieder per Backhausklemmen oder Hautklammergerät temporär adaptiert, um die richtige Entwicklung zu prüfen
- Perioperative Komplikationen:
  - Hämatom
  - Wundheilungsstörung
  - Sensibilitätsstörung des BWK
  - Narbenkeloid
  - Asymmetrie
  - Verlust der Stillfähigkeit

Thoraxchirurgie

Thorakotomie mit oder ohne Lymphonodektomie

Chirurgische Eröffnung des Thorax zur Operation an den Atemwegen, Gefäßen, dem Herzen und/oder dem Ösophagus

Indikation

- Rundherde (Raumforderungen) in der Lunge
  - Gut- oder bösartige Lungentumore
- Lungentransplantation
- Thorakale Abszesse

Symptome

- Bei Rundherden und Abszessen: andauernder Husten (4 Wochen+), Atemnot, Brustschmerzen
- Später bei Karzinomen: Aushusten von Blut, Leistungsabfall, Gewichtsabnahme, Fieber und nächtliches Schwitzen
- Bei COPD: verlängerte Exspiration, Lungenüberblähung, zentrale Zyanose, periphere Ödeme, Trommelschlegelfinger, Herzinsuffizienz (rechts/links)

Diagnostik

- Anamnese
- Klinische Untersuchung: Auskultation
- Spirometrie
- Röntgen-Thorax
- Thorax-CT

Interventionelle Alternativtherapien

- Videoassistierte Thorakoskopie [VATS]

Operation

Varianten je nach Befund
- Laterale Thorakotomie
- Mediane Thorakotomie per Sternotomie

Vorbereitung
- **Bei lateraler Thorakotomie:**
  - Hautdesinfektion der zu operierenden Thoraxseite von Axilla bis Os Ilium vertikal und von Wirbelsäule bis Sternum sagittal
  - Wärmematte über die unteren Extremitäten zur Vermeidung einer Hypothermie
- **Bei medianer Thorakotomie:**
  - Hautdesinfektion von Jugulum bis supraumbilikal
  - Wärmematte unter dem Patientenkörper zur Vermeidung einer Hypothermie
- NE auf den ispilateralen Oberschenkel

Patientenpositionierung
- **Bei lateraler Thorakotomie:** kontralaterale Seitenposition per Vakuumkissen mit dem ipsilateralen Arm über den Kopf gehängt
- **Bei medianer Thorakotomie:** Rückenposition mit einem Arm abduziert und einem adduziert

Spezielle Instrumente und Materialien
- Thoraxsperrer (z. B. Mercedessperrer) oder Rippenspreizer
- Sternumsäge (für mediane Thorakotomie)
- Elektromesser und Holzrinne (für laterale Thorakotomie)
- Linear Cutter mit ausreichend Magazinen
- Instrumentarium für Sternumverdrahtung
- Pleuradrainage(n) mit Bülau-Flasche
- Passende Histologiegefäße mit Formalin für Resektat und ggf. Lymphknoten

Schnittführung
- **Bei lateraler Thorakotomie:** seitlicher Hautschnitt quer über den seitlichen Thorax zwischen Schulterblattkante und Sternum. Die Höhe entscheidet sich nach Lage des Tumors, i. d. R. um den 5. ICR herum
- **Bei medianer Thorakotomie:** medianer Längsschnitt über dem Sternum vom Jugulum bis zum oberen Epigastrium mit anschließender medianer Sternotomie

Wundverschluss
- Ggf. Pleuradrainage einlegen und diese an eine Bülau-Drainage anschließen
- Zählkontrolle
- Sternumverdrahtung (bei medianer Thorakotomie)
- Schichtweiser Wundverschluss (Faszie und Haut)
- Pflasterverband des Hautschnitts

Nachbereitung
- Zählkontrolle aller Verbandstoffe, Instrumente und Nadeln im Vieraugenprinzip

Besondere Informationen/ Komplikationen/ Hinweise zur Anästhesie

- Bei Rundherden empfiehlt es sich immer, das Präparat als Schnellschnitt der Pathologie zu übergeben, um je nach Ergebnis entsprechend weiter zu operieren
- Perioperative Komplikationen:
  - Hämato-/Pneumothorax
  - Luftembolie
  - Tumorzellverschleppung in die Pleurahöhle
  - Nahtinsuffizienzen
  - Husten, Fieber, postoperative Brustschmerzen
  - Ösophagusperforation
  - Verletzung von gesundem Lungengewebe
- Eine Einlungenventilation [ELV] empfiehlt sich:
  - **Absolut bei:** Lungentransplantation, Eröffnung der großen Lungenwege, bronchopleuralen Fisteln, Bronchusruptur und unilateralen, großen Zysten/Bullae
  - **Relativ bei:** Operationen an großen Gefäßen, am Ösophagus, Pneumonektomien und Lobektomien

Thoraxdrainage

Einlage einer Saugdrainage in den Pleuraspalt des Thorax zum Ablassen von Flüssigkeits- und/oder Lufteinschlüssen

Indikation

- Pneumothorax (Notfall: Spannungspneumothorax)
- Hämatothorax
- Hämatopneumothorax
- Thoraxeingriffe mit Eröffnung der Pleura (Routine)

Symptome

- Thoraxschmerzen
- Tachypnoe bis Dyspnoe
- Spannungspneumothorax: obere Einflussstauung, progrediente Dyspnoe, Hypotonie

Diagnostik

- Anamnese
- Klinische Untersuchung: Auskultation
- Blutgasanalyse
- Röntgen-Thorax, alternativ Thoraxsonografie, CT-Thorax

Interventionelle Alternativtherapien

- Nadelaspiration

Operation

Vorbereitung
- Hautdesinfektion der betroffenen Thoraxseite, zirkulär um die geplante Einstichstelle

Patientenpositionierung
- Rückenposition mit ipsilateralem Arm abduziert und kontralateralem Arm adduziert

Spezielle Instrumente und Materialien
- Pleuradrainage(n) mit Spieß, Einführhilfe und Bülau-Flasche
- Nahtbesteck und Annaht

Schnittführung
- Hautinzision im Zwischenrippenraum. Die Höhe entscheidet sich nach Art der Raumforderung in der Pleura:
  - Luft: höchst möglicher Punkt des Thorax
  - Flüssigkeit: tiefster Punkt des Thorax

Wundverschluss
- Pleuradrainage(n) einlegen, annähen und an eine Bülau-Drainage anschließen
- Zählkontrolle
- Schlitzkompressenverband um Drainagenaustrittspunkt

Nachbereitung
- Zählkontrolle aller Verbandstoffe, Instrumente und Nadeln im Vieraugenprinzip

Besondere Informationen/ Komplikationen/ Hinweise zur Anästhesie

- Perioperative Komplikationen:
  - Rezidiv Hämato-/Pneumothorax
  - Luftembolie
  - Ösophagusperforation
  - Verletzung von gesunden Lungengewebe
  - Drainagenluxation

Videoassistierte Thorakoskopie [VATS]

Chirurgische Spiegelung des Thorax zu diagnostischen und/oder therapeutischen Zwecken

Indikation

- Unklare Thorax-/Lungenbeschwerden
- Rundherde (Raumforderungen) in der Lunge
- Gut- oder bösartige Lungentumore

Symptome

- Andauernder Husten (4 Wochen+)
- Atemnot
- Brustschmerzen

Später bei Karzinomen

- Aushusten von Blut
- Leistungsabfall
- Gewichtsabnahme
- Fieber und nächtliches Schwitzen

Diagnostik

- Anamnese
- Klinische Untersuchung: Auskultation
- Spirometrie
- Röntgen-Thorax
- Thorax-CT

Interventionelle Alternativtherapien

- Thorakotomie

Operation

Varianten

- Diagnostische Thorakoskopie: zur Befundsicherung, Biopsieentnahme
- Therapeutische Thorakoskopie mit Resektion: therapeutisch, zur Entfernung z. B. von Tumoren

Vorbereitung

- Wärmematte über die unteren Extremitäten zur Vermeidung einer Hypothermie
- NE auf den ipsilateralen Oberschenkel
- Hautdesinfektion der zu operierenden Thoraxseite von Axilla bis Os ilium vertikal und Wirbelsäule bis Sternum sagittal

Patientenpositionierung

- Kontralaterale Seitenposition per Vakuumkissen mit dem ipsilateralen Arm über den Kopf gehängt

Spezielle Instrumente und Materialien

- MIC-Videoturm mit u. a. CO_2-Insufflator
- Trokare (11 mm)
- Ggf. Veres-Kanüle
- Klassische Optik oder Endoeye
- Steriler Kamerabezug

- MIC-Instrumente, wie Fasszangen, Schere und bipolare Zange
- Endo Linear Cutter (bei Lungen(Teil-)resektion) mit ausreichend Magazinen
- Bergebeutel
- Endoskopisches Saug-Spülsystem
- Pleuradrainage(n) mit Bülau-Flasche
- Passende Histologiegefäße mit Formalin für Resektat und ggf. Lymphknoten

Schnittführung

- Drei-Stich-Inzision im seitlichen Thorax, dreiecksförmig über dem OP-Gebiet verteilt
- Ggf. Minithorakotomie im Zwischenrippenraum als Hilfsschnitt für Resektatsbergung

Wundverschluss

- Ggf. Pleuradrainage einlegen und diese an eine Bülau-Drainage anschließen
- Zählkontrolle
- Faszien- und Subkutanverschluss
- Hautverschluss
- Pflasterverband des Hautschnitts

Nachbereitung

- Zählkontrolle aller Verbandstoffe, Instrumente und Nadeln im Vieraugenprinzip

Besondere Informationen/ Komplikationen/ Hinweise zur Anästhesie

- Bei Rundherden empfiehlt es sich immer, das Präparat als Schnellschnitt der Pathologie zu übergeben, um je nach Ergebnis entsprechend weiter zu operieren
- Perioperative Komplikationen:
  - Hämato-/Pneumothorax
  - Luftembolie
  - Tumorzellverschleppung in die Pleurahöhle
  - Nahtinsuffizienzen
  - Husten, Fieber, postoperative Brustschmerzen
  - Ösophagusperforation
  - Verletzung von gesundem Lungengewebe
- Instrumente und Materialien für einen intraoperativen Umstieg auf eine laterale ➢ Thorakotomie sollten vorgehalten werden
- Zur besseren Anlage des Pneumothorax und für den Eingriff selbst wird der ipsilaterale Lungenflügel nicht beatmet

Traumatologie/Orthopädie

Achillessehnennaht

Chirurgische Rekonstruktion und Refixation einer abgerissenen Achillessehne

Indikation

- Achillessehnenruptur

Symptome

- Plötzlicher Schmerz an der Dorsalseite des distalen Unterschenkels
- Hörbares Schnalzen der Sehne beim Abriss
- Schwellung des Sprunggelenks
- Tastbare Eindellung über dem Fersenbein
- Funktionsstörungen: Zehenballengang sowie -stand unmöglich

Diagnostik

- Anamnese
- Klinische Untersuchungen
- Röntgen und CT oder MRT des Unterschenkels
- Sonografie des Unterschenkels

Interventionelle Alternativtherapien

- Gipsverband in 30°-Spitzfußstellung mit späterer Anlage eines Vacuum-Brace-Stiefels

Operation

Vorbereitung

- Wärmematte unter dem Patientenkörper zur Vermeidung einer Hypothermie
- Gonaden-Röntgenschutz auf dem OP-Tisch, wenn Röntgen
- NE auf dem kontralateralen Oberschenkel, wenn keine Prothese
- Anlage einer Blutsperrmanschette am ipsilateralen Oberschenkel
- Zirkuläre Hautdesinfektion des ipsilateralen Unterschenkels, einschließlich des Fußes

Patientenpositionierung

- Bauchposition mit beiden Armen nach kranial gebeugt positioniert

Spezielle Instrumente und Materialien

- Manometer, Blutsperrenmanschette, Polsterwatte, Gummimanschette als Schutz vor Flüssigkeit, Zeitmessgerät (Zeitschaltuhr, Eieruhr o. Ä.)
- Ggf. Röntgen C-Bogen mit sterilem Bezug
- Bohrmaschine (Druckluft oder Akku) mit Schnellspannbohrfutter
- 1er bis 2er PDS-Naht
- Ggf. Anker-Schrauben-System oder Schraubenosteosynthesesystem (bei distalem Abriss vom Fersenbein)
  - Bohrer (3,2 mm), Messlehre, Gewebeschutz, Schraubendreher
  - Selbstschneidende Spongiosaschrauben (6,5 mm), Unterlegscheibe
- PVC-Drainage und Flasche (mit Sog), z. B. Redon

Schnittführung

- Ca. 10 cm langer Hautschnitt über der Achillessehne

Wundverschluss
- Ggf. Röntgenkontrolle
- Zählkontrolle
- Subkutan- und Hautnaht
- Pflasterverband des Hautschnitts

Nachbereitung
- Zählkontrolle aller Verbandstoffe, Instrumente und Nadeln im Vieraugenprinzip

Besondere Informationen/ Komplikationen/ Hinweise zur Anästhesie

- Bei einer alten Sehnenruptur oder starker Auffaserung der Sehne ist zur Überbrückung des Defekts eine Sehnenplastik durch ein Interponat (z. B. Plantaris-longus-Sehne) erforderlich
- Perioperative Komplikationen:
  - Reruptur
  - Bewegungseinschränkung
  - Läsion des N. suralis
- Der Druck der Blutsperre beträgt i. d. R. 300–450 mmHg. Die Höhe des Manschettendruckes liegt ausschließlich in der Verantwortung des Operateurs
- Es müssen die Höhe und die Dauer des Manschettendruckes exakt dokumentiert werden. Empfohlene Maximaldauer für die Ischämie beträgt 2 Stunden
- Eine Achillessehnenruptur kann auch perkutan per Stichinzision rechts und links der Rupturstelle versorgt werden

Arthroskopie

Minimalinvasive Exploration eines Gelenks aus diagnostischen und/oder therapeutischen Gründen

Indikation

- Arthrose (z. B. Gon-, Kox-, Omarthrose)
- Band- bzw. Sehnenverletzungen (z. B. Kreuzband, Rotatorenmanschette)
- Meniskusläsionen/Knorpelschäden
- Unklare Gelenkschmerzen

Symptome

Arthrose

- ➤ Schultergelenksendoprothese, ➤ Kniegelenksendoprothese und ➤ Hüftgelenksendoprothese

Band- bzw. Sehnenverletzungen/Meniskusläsionen/Knorpelschäden

- ➤ Rekonstruktion der Rotatorenmanschette
- Akute Rupturen gehen immer mit starken Schmerzen einher
- Schmerzbedingte Funktionseinschränkung
- Gelenkschwellung
- Gelenkinstabilität

Kreuzbandruptur, spezifisch

- Akut:
  - Zerreißungsgefühl, Rupturgeräusch, Gangunsicherheit
  - Gelenkerguss (direkt oder verzögert)
  - Verschiebegefühl Oberschenkel gegen Unterschenkel
  - Kapsel- und Kniekehlenschmerz, Streck- und Beugehemmung, Pseudoblockade
- Chronisch:
  - Gangunsicherheit, Instabilitätsgefühl, Leistungsverlust
  - Wiederholte Distorsionstraumen des Kniegelenkes (im Alltag oder unter Belastung)
  - Unfähigkeit zur Durchführung von pivotierenden Bewegungsabläufen
  - Medialer Knieschmerz, rezidivierende Gelenkergüsse/Schwellung

Diagnostik

- Anamnese
- Klinische Untersuchungen
- Röntgen und CT oder MRT des Gelenks
- Punktion, ggf. mit Synoviaanalyse

Interventionelle Alternativtherapien

- Physiotherapie (in frühen Phasen)
- Orthopädische Hilfsmittel
- Arthrodese (Gelenkversteifung)
- Endoprothese des Gelenks

Operation

OP-Varianten in Abhängigkeit der Indikation
- (Vordere) Kreuzbandplastik
- ➤ Rekonstruktion der Rotatorenmanschette
- Arthroskopie des Knie-, Schulter-, Hüft-, Sprung- oder Ellenbogengelenks

Vorbereitung
- Wärmematte unter und auf dem Patientenkörper zur Vermeidung einer Hypothermie
- Ggf. NE nahe des OP-Gebiets
- Anlage einer Blutsperrmanschette
- Hautdesinfektion des betroffenen Gelenks und der dazugehörigen Extremität
- Wenn möglich, Anlegen einer **Blutleere**

Patientenpositionierung
- Untere Extremität:
  - Rückenposition mit beiden Armen unter 90° abduziert
  - Bei Kniearthroskopie Anbringen einer speziellen gepolsterten Haltemanschette
  - Die zu operierende Extremität ist freibeweglich
- Schulter:
  - Beach-Chair-Position mit dem kontralateralen Arm adduziert
  - Der Kopf befindet sich gesichert in einer passenden „Helm"-Kopfschale
  - Bei Schulter-OP: dreieckiges Schulterstück aus dem Tisch entfernen
  - Die zu operierende Extremität ist frei beweglich
- Ellenbogen:
  - Rückenposition mit im Fingerfänger aufgehängtem ipsilateralen Arm. Kontralateraler Arm adduziert oder
  - Seitenposition mit ipsilateralem Arm in Oberarmstütze, Unterarm herabhängend

Spezielle Instrumente und Materialien
- Manometer, Blutsperrenmanschette, Polsterwatte, Gummimanschette als Schutz vor Flüssigkeit, Zeitmessgerät (Zeitschaltuhr, Eieruhr o. Ä.), ESMARCH-Binde
- Arthroskopisches Spezialinstrumentarium z. B.:
  - Hakensonden, Stanzen, Fasszange, 30° Optik, Lichtkabel,
  - Trokare und 2-Hahn-Schleuse, ggf. Shaverblätter
- Spül-Saugsystem + Ringer Beutel
- Arthroskopieturm mit:
  - Bildschirm, Rollpumpe für Spüllösung, Steuereinheit
  - Kamera, Lichtquelle, ggf. Shaver
- Implantations-, Rekonstruktionsinstrumente (z. B. Kreuzband): Ringstripper, Nahtbank, nichtresorbierbarer Fiberwire-Faden, Zielgeräte, K-Draht, ggf. Bohrmaschine mit Draht- und Schnellspannbohrfutter, 8 mm Bohrer, Gewebeschutz, Schraubendreher
- PVC-Drainage und Flasche (mit Sog), z. B. Redon

Schnittführung
- Zwei gegenüberliegende Stichinzisionen in das betreffende Gelenk (Optik und Instrumentenzugang)
- Vorgehen nach Befund

Wundverschluss
- Zählkontrolle
- Subkutan- und Hautnaht
- Pflasterverband des Hautschnitts

Nachbereitung
- Zählkontrolle aller Verbandstoffe, Instrumente und Nadeln im Vieraugenprinzip

Besondere Informationen/ Komplikationen/ Hinweise zur Anästhesie

- Für Kreuzbandplastiken kommen autogene und allogene Transplantate in Frage:
  - Allogenes Bindegewebstransplantat
  - Sehne des M. semitendinosus, M. gracilis, M. quadriceps femoris
  - Ligamentum patellae
- Perioperative Komplikationen:
  - ➤ Schultergelenksendoprothese, ➤ Kniegelenksendoprothese und ➤ Hüftgelenksendoprothese
  - ➤ Rekonstruktion der Rotatorenmanschette
  - Transplantatverletzung durch Interferenzschraube
  - Gefäß-, Nervenverletzung
  - Tiefe Gelenkinfektionen
  - Streck-, Beugedefizite
- Zusätzlich zur Vollnarkose kann hier eine Spinalanästhesie zur Schmerztherapie angelegt werden
- Der Druck der Blutsperre beträgt am Bein i. d. R. 300–450 mmHg und am Arm 200–250 mmHg. Die Höhe des Manschettendruckes liegt ausschließlich in der Verantwortung des Operateurs
- Es müssen die Höhe und die Dauer des Manschettendruckes exakt dokumentiert werden. Empfohlene Maximaldauer für die Ischämie beträgt 2 Stunden

Dynamische Hüftschraube [DHS]

Chirurgische Reposition und Fixation einer Hüftgelenksfraktur im Bereich des Oberschenkelkopfes

Indikation

- Mediale Schenkelhalsfraktur: Fraktur nahe oder direkt am Hüftkopf
- Laterale Schenkelhalsfraktur: Fraktur direkt am Trochanter major

Klassifikation nach Pauwels

- Pauwels I: Neigung der Frakturebene zur Horizontalen bis 30°
- Pauwels II: Neigung der Frakturebene zur Horizontalen ca. 50°
- Pauwels III: Neigung der Frakturebene zur Horizontalen > 70°

Klassifikation nach Garden

- Garden I: eingestauchte, nicht dislozierte Abduktionsfraktur
- Garden II: nicht eingestauchte Abduktionsfraktur
- Garden III: komplette Dislokation mit Unterbrechung der Gefäßversorgung

AO-Klassifikation

- Typ I: unverschobene Fraktur (IA einfach oder IB mehrfragmentär)
- Typ II: dislozierte aber stabile Fraktur (IIA einfach oder IIB mehrfragmentär)
- Typ III: dislozierte, instabile Fraktur (IIIA einfach oder IIIB mehrfragmentär)

Symptome

- Schmerzen in der Leiste und am Trochanter major
- Bewegungsschmerz
- Außenrotationsstellung des Beins
- Verkürzung des Beins
- Schwellung im Bereich des Hüftgelenks
- Gehunfähigkeit

Diagnostik

- Anamnese
- Klinische Untersuchungen
- Röntgen und CT oder MRT der Hüfte
- Ggf. Sonografie der Hüfte

Interventionelle Alternativtherapien

- ➢ Marknagelosteosynthese
- ➢ Hüftgelenksendoprothese
- Drei-Schrauben-Osteosynthese

Operation

Vorbereitung
- Wärmematte unter dem Patientenkörper zur Vermeidung einer Hypothermie
- Gonaden-Röntgenschutz auf dem OP-Tisch
- NE auf dem kontralateralen Oberschenkel, wenn keine Prothese
- Hautdesinfektion des Beckenkamms sowie zirkulär des Oberschenkels bis zum Knie

Patientenpositionierung
- Rückenposition auf **Extensionstisch** mit ipsilateralem Arm am Narkosebügel über dem Kopf aufgehangen
- Das kontralaterale Bein wird z. B. in einem Goepel-Beinhalter abduziert
- Das ipsilaterale Bein wird unter Röntgenkontrolle auf Zug gebracht
- Gegenzugstab muss gut gepolstert sein

Spezielle Instrumente und Materialien
- Röntgen C-Bogen mit sterilem Bezug
- Raspatorien, Fasszangen, scharfe Haken, Hohmann-Hebel
- Bohrmaschine mit Schnellspannbohrfutter
- Implantationsinstrumentarium:
  - Drei-Stufen-Bohrer
  - Schraubendreher
  - Zielblock
  - Einschläger
  - Hammer
  - Führungsdraht
- Schenkelhalsschraube, Trochanterabstützplatte, Kortikalisschrauben (4,5 mm)
- Ggf. Biegepresse
- PVC-Drainage und Flasche (mit Sog), z. B. Redon

Schnittführung
- Hautschnitt lateral am proximalen Femur

Wundverschluss
- Röntgenkontrolle
- Zählkontrolle
- Muskel-, Faszien-, Subkutan- und Hautnaht
- Pflasterverband des Hautschnitts

Nachbereitung
- Zählkontrolle aller Verbandstoffe, Instrumente und Nadeln im Vieraugenprinzip

Besondere Informationen/ Komplikationen/ Hinweise zur Anästhesie

- Die Positionierung auf einem Extensionstisch ermöglicht präoperativ eine geschlossene Reposition der Fraktur über Zug und Rotation
- Perioperative Komplikationen:
  - Quetschung der Gonaden am Gegenzugstab
  - Pseudarthrose
  - Schraubenwanderung oder -ausrisse
  - Fehlpositionierung
  - Zu lange Schrauben
  - Hüftkopffraktur oder -nekrose
- Zusätzlich zur Vollnarkose kann hier eine Spinalanästhesie zur Schmerztherapie angelegt werden

Hüftgelenksendoprothese

Chirurgisches Entfernen zerstörter Gelenkstrukturen und Ersatz durch Implantation eines künstlichen Gelenkersatzes

Indikation

- Fortgeschrittene Koxarthrose
- Mediale Schenkelhalsfraktur

Symptome

Koxarthrose

- Belastungsschmerz später Ruheschmerz
- Bewegungseinschränkungen und Funktionsstörungen
- Hinken und Schwierigkeiten beim Anziehen

Mediale Schenkelhalsfraktur

- ➤ Dynamische Hüftschraube [DHS]

Diagnostik

- Anamnese
- Klinische Untersuchungen
- Röntgen und CT oder MRT der Hüfte
- Sonografie der Hüfte

Interventionelle Alternativtherapien

Koxarthrose

- Physiotherapie (in frühen Phasen)
- Orthopädische Hilfsmittel
- ➤ Arthroskopie der Hüfte mit Resektion zur gelenkerhaltenen Therapie

Per- oder subtrochantäre Schenkelhalsfraktur

- ➤ Marknagelosteosynthese
- ➤ Dynamische Hüftschraube [DHS]

Operation

OP-Varianten

- **Duokopfprothese:** Ersatz des Hüftkopfes und Behalt der natürlichen Hüftpfanne
- **Totale Endoprothese [TEP]:** Ersatz von Hüftkopf und Hüftpfanne

Vorbereitung

- Wärmematte unter dem Patientenkörper zur Vermeidung einer Hypothermie
- NE auf dem kontralateralen Oberschenkel, wenn keine Prothese
- Hautdesinfektion der ipsilateralen Flanke, des Beckens und des ganzen betroffenen Beins zirkulär

Patientenpositionierung

- Seitenposition per Vakuumkissen mit ipsilateralem Arm über den Kopf gehängt oder
- Rückenposition mit ipsilateralem Arm am Narkosebügel über dem Kopf aufgehangen
- Das zu operierende Bein muss frei beweglich sein

Spezielle Instrumente und Materialien

- Röntgen C-Bogen mit sterilem Bezug
- Große Hohmannhebel, Kapselschere, Hammer, Schenkelkopfauszieher
- Ein- bzw. Ausschläger, Acetabulumfräsen, Schaftfräsen

- Probeimplantate
- Oszillierende Säge, Bohrmaschine mit Schnellspannbohrfutter
- Jet-Lavage mit verschiedenen Ansätzen + Ringer Beutel
- Ggf. Zementkartusche, Knochenzement, Markraumstopper, Vakuummischsystem
- 2–3 PVC-Drainagen und Flasche (mit Sog), z. B. Redon
- Metallimplantate: Pfanne + ggf. Verschlussschraube, Schaft
- Inlay (Polyethylen)
- Kopf (Metall oder Keramik) bzw. Duokopfsystem

Schnittführung
- Hautschnitt über Trochanter major in Femurschaft-Längsachse

Wundverschluss
- Röntgenkontrolle
- Zählkontrolle
- Kapsel-, Muskel-, Faszien-, Subkutan- und Hautnaht
- Pflasterverband des Hautschnitts

Nachbereitung
- Zählkontrolle aller Verbandstoffe, Instrumente und Nadeln im Vieraugenprinzip

Besondere Informationen/ Komplikationen/ Hinweise zur Anästhesie

- Bei einer Duokopfprothese wird die natürliche Pfanne belassen. Das Implantat besitzt einen „Doppel“-Kopf, der in die natürliche Pfanne passt
- Perioperative Komplikationen:
  - Abriss des Trochanter major
  - Sprengung des Femurschafts
  - Luxation oder Lockerung der Prothese
  - Periprothetische Fraktur
- Kreislaufinsuffizienz, Hypoxämie und Herzstillstand sind weitere Komplikationen beim Einbringen von zementierten Hüftendoprothesen
- Zusätzlich zur Vollnarkose kann hier eine Spinalanästhesie zur Schmerztherapie angelegt werden

Kniegelenksendoprothese

Chirurgisches Entfernen zerstörter Gelenkstrukturen und Ersatz durch Implantation eines künstlichen Gelenkersatzes

Indikation

- Fortgeschrittene Gonarthrose
- Osteonekrose

Symptome

- Gelenkschmerzen, v. a. beim Beugen des Knies
- Anlauf- und Bewegungsschmerz
- Im späteren Verlauf: Dauer- und Nachtschmerz
- Steifigkeitsgefühl
- Schwellneigung

Diagnostik

- Anamnese
- Klinische Untersuchungen
- Röntgen und CT oder MRT des Knies
- Punktion, ggf. mit Synoviaanalyse
- Ggf. ➢ Arthroskopie

Interventionelle Alternativtherapien

- Physiotherapie (in frühen Phasen)
- Orthopädische Hilfsmittel
- Arthrodese (Gelenkversteifung)
- ➢ Arthroskopie des Knies mit Resektion zur gelenkerhaltenen Therapie

Operation

OP-Varianten in Abhängigkeit vom Gelenkschaden

- **Unikondyläre Endoprothese:** Einsetzen eines Implantats auf einer Femurkondyle
- **Patellofemorale Endoprothese:** Ersatz des Kniescheibengelenks
- **Totale Endoprothese (TEP):** Ersatz des gesamten Kniegelenks

Vorbereitung

- Wärmematte unter dem Patientenkörper zur Vermeidung einer Hypothermie
- Gonaden-Röntgenschutz auf dem OP-Tisch
- NE auf dem kontralateralen Oberschenkel, wenn keine Prothese
- Anlage einer Blutsperrmanschette am ipsilateralen Oberschenkel
- Zirkuläre Hautdesinfektion des ganzen betroffenen Beins, einschließlich des Fußes

Patientenpositionierung

- Seitenposition per Vakuumkissen mit ipsilateralem Arm über den Kopf gehängt oder
- Rückenposition mit ipsilateralem Arm am Narkosebügel über dem Kopf aufgehangen
- Das zu operierende Bein muss frei beweglich sein

Spezielle Instrumente und Materialien

- Röntgen C-Bogen mit sterilem Bezug
- Manometer, Blutsperrenmanschette, Polsterwatte, Gummimanschette als Schutz vor Flüssigkeit, Zeitmessgerät (Zeitschaltuhr, Eieruhr o. Ä.)

- Knieendoprothesen-Spezialinstrumentarium (jede Firma bietet für ihr System das entsprechende Instrumentarium an)
- Probeimplantate
- Oszillierende Säge, Bohrmaschine mit Schnellspannbohrfutter
- Jet-Lavage mit verschiedenen Ansätzen + Ringer Beutel
- Ggf. Zementkartusche, Knochenzement, Vakuummischsystem
- 2–3 PVC-Drainagen und Flasche (mit Sog), z. B. Redon
- Knieimplantate je nach Variante: Femurkondylen, Tibiaplateau
- Tibiainlay, Patella (beides Polyethylen)

Schnittführung

- Antero-medialer Hautschnitt an der Innenseite der Kniescheibe und Arthrotomie von medial
- Umkippen der Kniescheibe nach lateral und maximal mögliche Kniebeugung

Wundverschluss

- Röntgenkontrolle
- Zählkontrolle
- Faszien-, Subkutan- und Hautnaht
- Pflasterverband des Hautschnitts

Nachbereitung

- Zählkontrolle aller Verbandstoffe, Instrumente und Nadeln im Vieraugenprinzip

Besondere Informationen/ Komplikationen/ Hinweise zur Anästhesie

- Kniegelenksprothesen können sowohl zementiert als auch unzementiert bzw. gekoppelt, teilgekoppelt oder ungekoppelt eingesetzt werden
- Perioperative Komplikationen:
  - Fehlposition, suboptimale Implantatgröße
  - Prothesenlockerung
  - Progression der Arthrose in den anderen Gelenkanteilen (unikondylär)
  - Beschwerdepersistenz
  - Onlayluxation bei mobilen Onlays (unikondylär)
  - Fraktur
- Zusätzlich zur Vollnarkose kann hier eine Spinalanästhesie zur Schmerztherapie angelegt werden
- Der Druck der Blutsperre beträgt i. d. R. 300–450 mmHg. Die Höhe des Manschettendruckes liegt ausschließlich in der Verantwortung des Operateurs
- Es müssen die Höhe und die Dauer des Manschettendruckes exakt dokumentiert werden. Empfohlene Maximaldauer für die Ischämie beträgt 2 Stunden

Marknagelosteosynthese

Chirurgische Reposition und Rekonstruktion von Knochen(-fragmenten) mit Hilfe einer intramedullären Schienung

Indikation

- Schaftfrakturen an Röhrenknochen mit oder ohne Gelenkkopfbeteiligung

Symptome (allgemein)

- Unsichere und sichere Frakturzeichen: ➤ Plattenosteosynthese
- ➤ Dynamische Hüftschraube (DHS)

Diagnostik

- Anamnese
- Klinische Untersuchungen (u. a. Inspektion, Palpation)
- Röntgen und CT oder MRT
- Sonografie
- Ggf. ➤ Arthroskopie

Interventionelle Alternativtherapien

- Ruhigstellung per Gips oder Cast-Schiene
- ➤ Dynamische Hüftschraube (DHS)
- ➤ Plattenosteosynthese
- Fixateur externe

Operation

OP-Beispiele

- Humerusnagel (proximal/distal)
- Femurnagel (proximal/distal)
- Tibianagel
- Prevot-Nagel (bei Klavikularfraktur)

Vorbereitung

- Wärmematte unter dem Patientenkörper zur Vermeidung einer Hypothermie
- Gonaden-Röntgenschutz auf dem OP-Tisch, wenn Röntgen
- NE nahe am OP-Gebiet
- Anlage einer Blutsperrmanschette, wenn möglich
- Hautdesinfektion des betroffenen Areals

Patientenpositionierung, abhängig von dem betroffenen Areal

- Frakturen der unteren Extremität:
  - Rückenposition auf **Extensionstisch** mit ipsilateralem Arm am Narkosebügel über dem Kopf aufgehangen:
    - Das kontralaterale Bein wird z. B. in einem Goepel-Beinhalter abduziert
    - Das ipsilaterale Bein wird unter Röntgenkontrolle auf Zug gebracht
    - Gegenzugstab muss gut gepolstert sein
  - Alternativ bei Tibia: Rückenposition und das ipsilaterale Knie 70°–90° anwinkeln
- Frakturen der Schulter und der oberen Extremität:
  - Beach-Chair-Position mit dem kontralateralen Arm adduziert und dem

ipsilateralen Arm freibeweglich, um ihn intraoperativ bewegen zu können:
    - Der Kopf befindet sich gesichert in einer passenden „Helm"-Kopfschale
    - Auf Höhe der Schulter wird ein dreieckiges Stück aus dem Tisch entfernt
  - Rückenposition mit ipsilateralem Arm aus- und kontralateralem Arm angelegt:
    - Am OP-Tisch montierter, röntgendurchlässiger Handtisch für den Arm

Spezielle Instrumente und Materialien

- Röntgen C-Bogen mit sterilem Bezug
- Ggf. Manometer, Blutsperrenmanschette, Polsterwatte, Gummimanschette als Schutz vor Flüssigkeit, Zeitmessgerät (Zeitschaltuhr, Eieruhr o. Ä.)
- Haken je nach OP-Gebiet, scharfe Löffel, Raspatorium
- Bohrmaschine (Druckluft oder Akku) mit Schnellkupplung
- Marknagelinstrumentarium je nach Nagel und Hersteller passend:
  - Messlehre, Schraubendreher, Gewebeschutz, T-Griff mit Universalbohrfutter
  - Führungsstab, Pfriem, Gewebeschutzhülse
  - Ein-/Ausschlaginstrument mit Schlitzhammer
  - Zielbügel mit Verbindungsschraube, Spiralbohrer (3,2 und 4,0 mm)
  - Ggf. Markraumbohrer, ggf. Tiefenmessgerät
- Implantate:
  - Marknagel, je nach Knochen (s. o.)
  - Klinge bzw. Schenkelhalsschraube (bei proximalen Femurnägeln)
  - Passende Verriegelungsschrauben:
    ➤ Schraubenosteosynthese
  - Verschlussschraube (Madenschraube)
- PVC-Drainage und Flasche (mit Sog), z. B. Redon
- Lokalanästhetikum mit Spritze und Kanüle

Schnittführung

- Hautinzision über der Insertionsstelle für den Marknagel
- Eröffnen und ggf. Aufbohren des Markraums sowie Einbringen des Marknagels
- Hautinzisionen für ggf. proximale und distale Verriegelungsschrauben (s. u.)

Wundverschluss

- Röntgenkontrolle
- Zählkontrolle
- Schichtweiser Wundverschluss
- Pflasterverband des Hautschnitts

Nachbereitung

- Zählkontrolle aller Verbandstoffe, Instrumente und Nadeln im Vieraugenprinzip

Besondere Informationen/ Komplikationen/ Hinweise zur Anästhesie

- Osteosynthesen werden i. d. R. entweder innerhalb von 6 Std. nach Frakturgeschehen oder nach Abschwellen der umliegenden Weichteilstrukturen vorgenommen
- Marknagelosteosynthesen zeichnen sich durch eine geringe OP-Zeit und kleine Zugänge aus
- Perioperative Komplikationen:
  - Nervenschädigung
  - Funktionseinschränkung betroffener Gelenke
  - Implantatlockerung bis -versagen
  - Allergische Reaktion auf das Metall

- Es gibt unterschiedliche Varianten von Marknägeln:
  - **AO-Universalnagel:** Der gesamte Markraum wird aufgebohrt und anschließend ein Hohlnagel eingeschlagen. Die Verriegelung ist fakultativ
  - **Unaufgebohrter Marknagel:** Dieser Marknagel ist ein massiver aber dünnerer Nagel, dessen Vorteil die Schonung der intramedullären Gefäße ist. Er wird v. a. bei schweren offenen Frakturen als Alternative zum Fixateur externe verwendet. Die Verriegelung ist obligat
  - **Bündelnagel:** Hierbei werden mehrere elastische Federnägel, die sich im frakturfernen Fragment aufspreizen und die Fraktur gegen Rotation sichern, eingebracht. Eine Verriegelung entfällt hier
- Marknägel lassen sich auf verschiedene Weisen verriegeln:
  - **Grundsätzliche Funktion:** Durch das Einbringen von Schrauben in extra Löcher quer zum Nagel wird eine Rotation und Verschiebung des Nagels im Markraum unterbunden
  - **Proximale Verriegelung:** Die Verriegelungsschrauben werden am oberen Ende des Marknagels eingebracht
  - **Distale Verriegelung:** Die Schrauben werden am unteren Ende des Marknagels eingebracht
  - **Dynamische Verriegelung:** Die Schraube wird am oberen oder unteren Ende (abhängig von der Lokalisation des Nagels) eines ovalen Loches eingebracht, sodass bei Bewegung der betroffenen Extremität eine Kompression auf den Frakturspalt erzeugt wird
  - **Statische Verriegelung:** Die Schrauben werden in runde Löcher eingebracht, sodass es zu keiner Bewegung innerhalb des Markraums kommen kann

Plattenosteosynthese

Chirurgische Reposition und Rekonstruktion von Knochen(-fragmenten) mit Hilfe von chirurgischen Platten unterschiedlicher Form

Indikation

- Schaft(-nahe) Frakturen an Röhrenknochen mit oder ohne Gelenkkopfbeteiligung
- Frakturen an Plattenknochen
- Osteotomien (➤ Kieferosteotomie)

Plattenfunktionen:

- **Interfragmentäre Kompression:** Aneinanderpressen der Frakturhauptfragmente durch exzentrische Schraubenpositionierung
- **Neutralisation:** Eine über eine Zugschraube (➤ Schraubenosteosynthese) angebrachte Platte neutralisiert physiologische Biege- und/oder Rotationskräfte und schützt die Zugschraube
- **Abstützung:** Eine Platte wird genutzt, um zusammengeschobene Frakturfragmente abzustützen und so eine axiale (Längs-)Verschiebung bzw. Verkürzung des Knochens zu vermeiden
- **Überbrückung:** Komplexe Trümmerfrakturen werden mit einer Platte überbrückt. Da sie lediglich an den Hauptfragmenten befestigt wird, sichert sie die Länge und Ausrichtung des Knochens
- **Zuggurtung:** Eine Platte kann auch genutzt werden, um Zugkräfte, die an einem Drehpunkt bzw. Biegepunkt entstehen (z. B. am Olekranon), bei Bewegung (z. B. des Arms) auf den Frakturspalt umzuleiten und so eine interfragmentäre Kompression zu erzeugen

Symptome (allgemein)

- Unsichere Frakturzeichen:
  - Blutung/Hämatombildung
  - Schwellung
  - Sensibilitätsstörung
  - Bewegungseinschränkung
  - Schmerzen
- Sichere Frakturzeichen:
  - Sichtbare Knochenfragmente
  - Fehlstellung (bei z. B. Extremitäten) bzw. Verformung (bei Plattenknochen)
  - Pathologische Beweglichkeit bzw. Stufenbildung

Diagnostik

- Anamnese
- Klinische Untersuchungen (u. a. Inspektion, Palpation)
- Röntgen und CT oder MRT
- Sonografie
- Ggf. ➤ Arthroskopie

Interventionelle Alternativtherapien

- Ruhigstellung per Gips oder Cast-Schiene
- ➤ Schraubenosteosynthese
- ➤ Zuggurtungsosteosynthese

- ➤ Marknagelosteosynthese
- Fixateur externe

Operation

OP-Beispiele

- Rekonstruktion von
  - Schädel-, Mittelgesichts-, Kieferfrakturen
  - Akromioklavikulargelenks-, Klavikularschaftfrakturen
  - Humerus-, Olekranon-, Radialis-, Ulnaris-, Handfrakturen
  - Beckenringfrakturen
  - Schenkelhals-, Femur-, Tibia-, Sprunggelenks-, Fußfrakturen

Vorbereitung

- Wärmematte unter dem Patientenkörper zur Vermeidung einer Hypothermie
- Gonaden-Röntgenschutz auf dem OP-Tisch, wenn Röntgen
- NE nahe am OP-Gebiet
- Anlage einer Blutsperrmanschette, wenn möglich
- Hautdesinfektion des betroffenen Areals, großflächig und unter Berücksichtigung einer intraoperativen Beweglichkeit, z. B. bei Extremitäten

Patientenpositionierung, abhängig vom betroffenen Areal

- Frakturen des Beckens und der unteren Extremität:
  - Rückenposition mit ipsilateralem Arm abduziert und kontralateralem Arm adduziert
  - Rückenposition auf **Extensionstisch** mit ipsilateralem Arm am Narkosebügel über dem Kopf aufgehangen:
    - Das kontralaterale Bein wird z. B. in einem Goepel-Beinhalter abduziert
    - Das ipsilaterale Bein wird unter Röntgenkontrolle auf Zug gebracht
    - Gegenzugstab muss gut gepolstert sein
- Frakturen der Schulter und der oberen Extremität:
  - Beach-Chair-Position mit dem kontralateralen Arm adduziert und dem ipsilateralen Arm freibeweglich, um ihn intraoperativ bewegen zu können:
    - Der Kopf befindet sich gesichert in einer passenden „Helm“-Kopfschale
    - Auf Höhe der Schulter wird ein dreieckiges Stück aus dem Tisch entfernt
  - Rückenposition mit ipsilateralem Arm aus- und kontralateralem Arm angelegt:
    - Am OP-Tisch montierter, röntgendurchlässiger Handtisch für den Arm
- Frakturen des Schädels und Kiefers:
  - Rückenposition mit leicht rekliniertem Kopf in beweglicher Kopfschale sowie ein Arm abduziert und der andere adduziert

Spezielle Instrumente und Materialien

- Röntgen C-Bogen mit sterilem Bezug
- Ggf. Manometer, Blutsperrenmanschette, Polsterwatte, Gummimanschette als Schutz vor Flüssigkeit, Zeitmessgerät (Zeitschaltuhr, Eieruhr o. Ä.),
- **Passendes Plattensystem (Mini-, Klein- oder Großfragment):** (Drittelrohr-)Platte mit Rundlöchern, Dynamic Compression Plate [DCP], Limited Contact Dynamic Compression Plate [LC DCP], Locking Compression Plate [LCP]/Verriegelungsplatte oder Rekonstruktionsplatte
- Passendes Schraubensystem: ➤ Schraubenosteosynthese
- Haken je nach OP-Gebiet, scharfe Löffel
- Liston-, Luer-, Repositionszangen (spitz/stumpf)
- Biegepresse/Biegezange oder Schränkeisen

- Bohrmaschine (Druckluft oder Akku) mit Schnellspannbohrfutter
- Spiralbohrer passend zur Schraubengröße (1,0 mm bis 3,2 mm)
- Passende Bohrbüchse (Standard- oder [LC-] DCP-Bohrbüchse)
- Messlehre, Schraubendreher, Gewebeschutz, ggf. Gewindeschneider mit T-Griff
- PVC-Drainage und Flasche (mit Sog), z. B. Redon
- Lokalanästhetikum mit Spritze und Kanüle
- Ggf. Cast-Schiene oder Gilchrist-Verband

Schnittführung

- Hautinzision über der Fraktur
- Reposition der Fraktur mit Repositionszangen unter Röntgenkontrolle

Wundverschluss

- Röntgenkontrolle
- Zählkontrolle
- Schichtweiser Wundverschluss
- Pflasterverband des Hautschnitts

Nachbereitung

- Anlage z. B. einer Castschiene oder Gilchrist-Verband
- Zählkontrolle aller Verbandstoffe, Instrumente und Nadeln im Vieraugenprinzip

Besondere Informationen/ Komplikationen/ Hinweise zur Anästhesie

- Osteosynthesen werden i. d. R. entweder innerhalb von 6 Std. nach Frakturgeschehen oder nach Abschwellen der umliegenden Weichteilstrukturen vorgenommen
- Plattenosteosynthese ist mit reinen
  - ➢ Schraubenosteosynthesen und/oder
  - ➢ Zuggurtungsosteosynthesen kombinierbar
- Varianten von Plattensystemen:
  - **(Drittelrohr-)Platte:** simpelste Platte für Frakturen langer Röhrenknochen
  - **DCP:** besitzt spezielle selbstkomprimierende Löcher, die eine Frakturspaltkompression ermöglichen
  - **LC DCP:** besitzt ebenso spezielle Plattenlöcher wie die DCP. Darüber hinaus wurde ihr Kontaktbereich zum Knochen reduziert
  - **LCP/Verriegelungsplatte:** im Aufbau ähnlich der LC DCP, mit dem Unterschied, dass sie Kombilöcher besitzt, in denen sowohl normale Schrauben als auch Gewindekopfschrauben eingebracht werden können
  - **Rekonstruktionsplatte:** besitzt gekerbte Kanten, wodurch sie sowohl horizontal als auch vertikal gebogen werden kann. Dies macht sie sehr flexibel einsetzbar
  - **Anatomische Platten:** alle genannten Platten gibt es auch vorgeformt für spezielle anatomische Bereiche, wie z. B. Finger, distaler Radius, Olecranon u. Ä.
- Ein zu großflächiger Kontakt der Platte mit dem Knochen beeinträchtigt die Durchblutung der darunterliegenden Kortikalis
- Schraubeninsertion:
  - **Neutrale Position:** möglich bei allen Platten. Beim Anziehen entsteht keine Verschiebung zwischen Schraube und Platte. Es wird bei DCP/LC DCP mit der neutralen Bohrhülse gebohrt (grün gefärbt)
  - **Exzentrische Position:** möglich bei DCP und LC DCP. Die Schraube wird seitlich im Loch (auf der abfallenden Seite) eingebracht. Beim Eindrehen entsteht so eine Verschiebung zwischen Schraube und Platte in Richtung Frakturspalt (DCP-Prinzip), welche dort zur Kompression führt. Hier wird mit einer exzentrischen Bohrhülse gebohrt (gelb gefärbt)

- Perioperative Komplikationen:
  - Nervenschädigung
  - Pseudarthrosenbildung
  - Implantatlockerung bis -versagen
  - Allergische Reaktion auf das Metall

Rekonstruktion der Rotatorenmanschette

Chirurgische Rekonstruktion einer oder aller abgerissenen Sehnen der Schultermuskulatur

Indikation

- Rotatorenmanschettenruptur (akut oder degenerativ)

Symptome

Akute Ruptur
- Heftige Schmerzen, vor allem im Bereich der Supraspinatussehne
- Tastbare Muskellücke
- Hämatom im Schulter-Oberarm-Bereich
- Funktionsstörungen

Degenerative Ruptur
- Kraftverlust
- Krepitation (Gelenkgeräusche)
- Schmerzen anfangs nur nachts

Diagnostik

- Anamnese
- Klinische Untersuchungen
- Röntgen und CT oder MRT der Schulter
- Sonografie der Schulter

Interventionelle Alternativtherapien

- Arthroskopisches Vorgehen (➤ Arthroskopie)
- Schulterprothese bei irreversibler Schädigung (➤ Schultergelenksendoprothese)

Operation

Vorbereitung
- Wärmematte unter dem Patientenkörper zur Vermeidung einer Hypothermie
- NE auf die ipsilaterale Flanke
- Hautdesinfektion des gesamten Schultergürtels, der ipsilateralen Brust bis zur Mamille, nach oben bis zum Ohrläppchen, der Achsel sowie des gesamten Arms

Patientenpositionierung
- Beach-Chair-Position mit dem kontralateralen Arm adduziert und dem ipsilateralen Arm freibeweglich, um ihn intraoperativ durchbewegen zu können
- Der Kopf befindet sich gesichert in einer passenden „Helm“-Kopfschale
- Auf Höhe der ipsilateralen Schulter wird ein dreieckiges Stück aus dem Tisch entfernt

Spezielle Instrumente und Materialien
- Röntgen C-Bogen mit sterilem Bezug
- Selbsthaltender Schulterspreizer
- Knochenmeißel
- Bohrmaschine (Druckluft oder Akku), Universalbohrfutter, Bohrer
- Fadenankersystem oder U-Nähte
- PVC-Drainage und Flasche (mit Sog), z. B. Redon

Schnittführung
- Deltoideopektoraler Schulterzugang: anteriorer-superiorer Hautschnitt

Wundverschluss
- Zählkontrolle
- Schichtweiser Wundverschluss
- Pflasterverband des Hautschnitts

Nachbereitung
- Zählkontrolle aller Verbandstoffe, Instrumente und Nadeln im Vieraugenprinzip

Besondere Informationen/ Komplikationen/ Hinweise zur Anästhesie

- Die Sehnennaht erfolgt mit einem reißfesten flexiblen Polyethylenfaden
- Perioperative Komplikationen:
  - Nahtdehiszenz der Rotatorenmanschette
  - Ausreißen der Fäden am Tuberculum majus
- Der Kopf darf bei einer Beach-Chair-Position nicht weiter als 45° seitwärts geneigt werden, da sonst der Blutfluss in Karotiden und Vertebralarterien verringert wird

Schraubenosteosynthese

Chirurgische Reposition und Rekonstruktion von Knochen oder Knochenfragmenten mit Hilfe von chirurgischen Schrauben unterschiedlicher Form

Indikation

- Knochenfragmentabrisse
- Plattenosteosynthesen
- Marknagelosteosynthesen

Schraubenfunktionen:

- Interfragmentäre Kompression/Zugschraube:
  - Die Schraube wird im 90° Winkel zum Frakturspalt eingebracht
  - Das Bohrloch vor dem Frakturspalt ist dabei das sog. Gleitloch, in dem das Schraubengewinde nicht greift
  - Das Bohrloch nach dem Frakturspalt ist das sog. Gewindeloch, in dem das Gewinde ordnungsgemäß greift
  - Beim Einschrauben wird dadurch das untere Frakturelement an das obere gedrückt
- Fixation von Platten:
  - Das Loch der Platte ist größer als der Außendurchmesser des Schraubenkopfes
  - Die Platte wird so an die Knochenoberfläche gepresst
- Winkelstabile Fixation von Implantaten/Platten:
  - Erfordert eine Schraube mit einem Gewindekopf und eine Platte mit Gewinde in den Löchern
  - Diese Kombination sorgt dafür, dass Platte und Schraube in einem festen Winkel miteinander verbunden sind und so die Frakturfragmente fixiert halten
- Stellschraube:
  - Schrauben werden so eingesetzt, dass sie zwei Knochen in einer Stellung halten: z. B. Fibula und Tibia beim Riss von Ligamentum interossia und Syndesmose
- Verriegelung eines Marknagels (Verriegelungsschrauben):
  - Schrauben werden durch ein Loch in einem Marknagel geschraubt
  - Sie verhindern Nagelbewegung im Knochen (➤ Marknagelosteosynthese)
- Pollerschraube:
  - Schrauben werden beidseitig neben einen Marknagel eingeschraubt
  - Sie halten Fragmente und Marknagel in Position, wie zwei Pfeiler bzw. Poller

Symptome (allgemein)

- ➤ Plattenosteosynthese

Diagnostik

- Anamnese
- Klinische Untersuchungen (u. a. Inspektion, Palpation)
- Röntgen und CT oder MRT
- Sonografie
- Ggf. ➤ Arthroskopie

Interventionelle Alternativtherapien

- Ruhigstellung per Gips oder Cast-Schiene
- ➤ Plattenosteosynthese
- ➤ Zuggurtungsosteosynthese
- ➤ Marknagelosteosynthese
- Fixateur externe

Operation

OP-Beispiele

- Femur-, Humerusnagelosteosynthese
- Jedwede Form von Plattenosteosynthese
- ➤ Dynamische Hüftschraube [DHS]
- Weber A-Fraktur: Fraktur unterhalb der Syndesmose
- Refixation der distalen Bizepssehne mit Ankerschrauben
- ➤ Achillessehnennaht am Fersenbein

Vorbereitung

- Wärmematte unter dem Patientenkörper zur Vermeidung einer Hypothermie
- Gonaden-Röntgenschutz auf dem OP-Tisch, wenn Röntgen
- NE nahe am OP-Gebiet
- Anlage einer Blutsperrmanschette, wenn möglich
- Hautdesinfektion des betroffenen Areals, großflächig und unter Berücksichtigung einer intraoperativen Beweglichkeit, z. B. bei Extremitäten

Patientenpositionierung, abhängig von dem betroffenen Areal

- ➤ Plattenosteosynthese, ➤ Dynamische Hüftschraube [DHS], ➤ Achillessehnennaht

Spezielle Instrumente und Materialien

- Röntgen C-Bogen mit sterilem Bezug
- Ggf. Manometer, Blutsperrenmanschette, Polsterwatte, Gummimanschette als Schutz vor Flüssigkeit, Zeitmessgerät (Zeitschaltuhr, Eieruhr o. Ä.),
- Ggf. passendes Plattensystem: ➤ Plattenosteosynthese
- Passendes Schraubensystem im Mini-, Klein- oder Großfragment:
  - Spongiosaschrauben
  - Kortikalisschrauben
- Haken je nach OP-Gebiet, scharfe Löffel
- Liston-, Luerzangen, Repositionszangen (spitz/stumpf)
- Bohrmaschine (Druckluft oder Akku) mit Schnellspannbohrfutter
- Spiralbohrer passend zur Schraubengröße (1,0 mm bis 3,2 mm)
- Messlehre, Schraubendreher, Gewebeschutz, ggf. Gewindeschneider mit T-Griff
- PVC-Drainage und Flasche (mit Sog), z. B. Redon
- Lokalanästhetikum mit Spritze und Kanüle
- Ggf. Cast-Schiene oder Gilchrist-Verband

Schnittführung

- Hautinzision über der Fraktur
- Reposition der Fraktur mit Repositionszangen unter Röntgenkontrolle
- Vorbohren des Schraubenlochs mit passendem Bohrer

Wundverschluss

- Röntgenkontrolle
- Zählkontrolle
- Schichtweiser Wundverschluss
- Pflasterverband des Hautschnitts

Nachbereitung

- Anlage z. B. einer Castschiene oder Gilchrist-Verband
- Zählkontrolle aller Verbandstoffe, Instrumente und Nadeln im Vieraugenprinzip

Besondere Informationen/ Komplikationen/ Hinweise zur Anästhesie

- Osteosynthesen werden i. d. R. entweder innerhalb von 6 Std. nach Frakturgeschehen oder nach Abschwellen der umliegenden Weichteilstrukturen vorgenommen
- Kortikalisschrauben haben einen kleineren Gewindeabstand als Spongiosaschrauben
- Es gibt Schrauben mit Vollgewinde oder Teilgewinde und auch **längsdurchbohrte** Schrauben, welche über einen Führungsdraht eingebracht werden können
- Der Kerndurchmesser einer Schraube bestimmt den Durchmesser des notwendigen Bohrers für das Gewindeloch, der Außendurchmesser den des Gleitlochs
- Schrauben gibt es mit drei verschiedenen Spitzen:
  - Abgerundete Spitze: benötigt ein Bohrloch und ein vorgeschnittenes Gewinde
  - Selbstschneidende Spitze: benötigt nur ein Bohrloch
  - Selbstbohrende Spitze: benötigt keine Vorbereitung des Knochens
- Schrauben gibt es in verschiedenen Größen, welche sich am Außendurchmesser ihrer Kortikalisschrauben orientieren:
  - Minifragment: 1,5/2,0/2,7 mm Durchmesser (1,1/1,5/2,0 mm bohren)
  - Kleinfragment: 3,5 mm Durchmesser (2,5 mm bohren)
  - Großfragment: 4,5 mm Durchmesser (3,2 mm bohren)
  - Sonder- bzw. Spezialfragment: variiert
- Perioperative Komplikationen:
  - Nervenschädigung
  - Pseudarthrosenbildung
  - Implantatlockerung bis -versagen
  - Allergische Reaktion auf das Metall

Schultergelenksendoprothese, inverse

Chirurgisches Entfernen zerstörter Gelenkstrukturen und Ersatz durch Implantation eines künstlichen Gelenkersatzes

Indikation

- Fortgeschrittene Omarthrose
- Irreparable Schäden der Rotatorenmanschette

Symptome

- **Anfangsstadium:** morgendliche Schmerzen und zunehmende Beschwerden bei Seitwärts- und Drehbewegungen
- **Im Verlauf:** Rückbildung der Mm. supra- und infraspinatus mit Kraftverlust im Arm
- **Spätstadium:** Steifheit im Schultergelenk, Bewegungsschmerz, Gelenkgeräusche
- **Endstadium:** Schmerzen nachts und in Ruhe

Diagnostik

- Anamnese, klinische Untersuchungen
- Röntgen und CT oder MRT der Schulter

Interventionelle Alternativtherapien

- Physiotherapie (in frühen Phasen)
- ➤ Arthroskopie zum Débridement des Schultergelenks
- Arthrodese in Funktionsstellung

Operation

Vorbereitung
- Wärmematte unter dem Patientenkörper zur Vermeidung einer Hypothermie
- NE auf die ipsilaterale Flanke
- Gonaden-Röntgenschutz auf dem OP-Tisch
- Hautdesinfektion des gesamten Schultergürtels, der ipsilateralen Brust bis zur Mamille sowie des gesamten Arms

Patientenpositionierung
- Beach-Chair-Position mit dem kontralateralen Arm adduziert und dem ipsilateralen Arm freibeweglich, um ihn intraoperativ durchbewegen zu können
- Der Kopf befindet sich gesichert in einer passenden „Helm"-Kopfschale
- Auf Höhe der Schulter wird ein dreieckiges Stück aus dem Tisch entfernt

Spezielle Instrumente und Materialien
- Röntgen C-Bogen mit sterilem Bezug
- Selbsthaltender Schulterspreizer, röntgendurchlässiger Schulterretraktor
- Oszillierende Knochensäge, Bohrmaschine (Druckluft oder Akku)
- Humerusschaftraspeln, Glenoidfräse und -retraktor
- Raspatorium, Knochenzangen, Meißel, Hohmann-Hebel
- Zielbohrdraht, Zielinstrumentarium, Verankerungsschrauben

- Probeprothesen, inverse Schulterprothese (Gelenkpfanne, -kopf, Inlay)
- Jet-Lavage mit verschiedenen Ansätzen + Ringer Beutel
- Ggf. Zementkartusche + Knochenzement sowie Vakuummischsystem
- PVC-Drainagen und Flasche (mit Sog), z. B. Redon
- Gilchrist-Bandage

Schnittführung

- Deltoideopektoraler Schulterzugang: anteriorer-superiorer Hautschnitt

Wundverschluss

- Röntgenkontrolle
- Zählkontrolle
- Schichtweiser Wundverschluss
- Pflasterverband des Hautschnitts

Nachbereitung

- Anlage einer Gilchrist-Bandage
- Zählkontrolle aller Verbandstoffe, Instrumente und Nadeln im Vieraugenprinzip

Besondere Informationen/ Komplikationen/ Hinweise zur Anästhesie

- Bei einer inversen Schulterprothese sind die Positionen von Pfanne und Kopf vertauscht. Die Kugel befindet an der eigentlichen Stelle der Gelenkpfanne und die Pfanne wird auf den Humerusschaft implantiert
- Perioperative Komplikationen:
  - Eingeschränkte Möglichkeit der Prothesenverankerung
  - Humerusschaft- bzw. Glenoidfissur bis -fraktur
  - Implantatlockerung
  - Nervenschädigung, z. B. N. axillaris
  - Fehlposition einer oder beider Prothesenkomponenten
  - Verletzung der Pleura
  - Knochenzement-/Metallhypersensitivität bis -allergie
  - Schultersteife
- Der Kopf darf bei einer Beach-Chair-Position nicht weiter als 45° seitwärts geneigt werden, da sonst der Blutfluss in Karotiden und Vertebralarterien verringert wird

Zuggurtungsosteosynthese bei Olekranonfraktur

Chirurgische Reposition und Rekonstruktion eines knöchernen Ausrisses am Ellenbogen mit Hilfe einer Drahtcerclage

Indikation

- Olekranonfraktur

Mayo-Klassifikation der Olekranonfraktur

- **Typ I:** unverschobene Fraktur (IA einfach oder IB mehrfragmentär)
- **Typ II:** dislozierte aber stabile Fraktur (IIA einfach oder IIB mehrfragmentär)
- **Typ III:** dislozierte, instabile Fraktur (IIIA einfach oder IIIB mehrfragmentär)

Symptome

- Unsichere und sichere Frakturzeichen:
  - ➢ Plattenosteosynthese oder
  - ➢ Schraubenosteosynthese

Diagnostik

- Anamnese
- Klinische Untersuchungen (u. a. Inspektion, Palpation)
- Röntgen und CT des Arms
- Ggf. Sonografie des Ellenbogengelenks

Interventionelle Alternativtherapien

- ➢ Plattenosteosynthese bei Trümmerfrakturen

Operation

Vorbereitung

- Wärmematte unter dem Patientenkörper zur Vermeidung einer Hypothermie
- Gonaden-Röntgenschutz auf dem OP-Tisch, wenn Röntgen
- NE auf der ipsilateralen Flanke
- Anlage einer Blutsperrmanschette
- Zirkuläre Hautdesinfektion des gesamten Arms von der Schulterhöhe über die Axilla bis zur Hand

Patientenpositionierung, abhängig von dem betroffenen Areal

- Bauchposition mit ipsilateralem Arm auf einem halblangen Armtisch und kontralateralem Arm nach kranial abduziert
- Unterarm hängt hinab, sodass der Ellenbogen 90° gebeugt ist
- Alternativ: Rückenposition + rechtwinkelig gebeugten Arm über vorderer Brustwand

Spezielle Instrumente und Materialien

- Röntgen C-Bogen mit sterilem Bezug
- Manometer, Blutsperrenmanschette, Polsterwatte, Gummimanschette als Schutz vor Flüssigkeit, Zeitmessgerät (Zeitschaltuhr, Eieruhr o. Ä.)
- Haken je nach OP-Gebiet, scharfe Löffel, Liston-, Luerzangen, Repositionszangen (spitz/stumpf), Flachzangen, Biegebolzen
- Bohrmaschine (Druckluft oder Akku) mit Schnell- und Drahtspannbohrfutter

- Spiralbohrer (2,5 mm), 2 K-Drähte, Cerclagedraht, Gewebeschutz
- PVC-Drainage und Flasche (mit Sog), z. B. Redon
- Lokalanästhetikum mit Spritze und Kanüle

Schnittführung

- Hautschnitt radial bogenförmig mit Umschneidung des Olekranons
- Reposition der Fraktur mit Repositionszangen unter Röntgenkontrolle

Wundverschluss

- Röntgenkontrolle
- Zählkontrolle
- Schichtweiser Wundverschluss
- Pflasterverband des Hautschnitts

Nachbereitung

- Zählkontrolle aller Verbandstoffe, Instrumente und Nadeln im Vieraugenprinzip

Besondere Informationen/ Komplikationen/ Hinweise zur Anästhesie

- Osteosynthesen werden i. d. R. entweder innerhalb von 6 Std. nach Frakturgeschehen oder nach Abschwellen der umliegenden Weichteilstrukturen vorgenommen
- Eine Zuggurtungsosteosynthese kann mit
  - ➤ Schraubenosteosynthesen und/oder
  - ➤ Plattenosteosynthesen kombiniert werden
- Perioperative Komplikationen:
  - Irritation durch Drahtenden
  - Verletzung des N. ulnaris
  - Implantatlockerung bis -versagen
  - Allergische Reaktion auf das Metall

Urologie

Nephrektomie

Chirurgische Entfernung einer Niere samt der Nierenfettkapsel und den Hiluslymphknoten

Indikation

- Sehr große Nierenzellkarzinome oder benigne Nierentumore (sehr selten, 3–7 %)
- Zentral gelegene Nierentumore, die einen Erhalt der Gefäße oder des Nierenbeckens unmöglich machen
- Vorhandensein von Tumorthromben in der Nierenvene oder Hohlvene
- Wilms-Tumor/Nephroblastom (bei Kindern)
- Polyzystische Nierendegeneration (Zystennieren)
- Funktionslose Niere

Symptome

Tumornieren sind lange Zeit symptomlos, erst im fortgeschrittenen Stadium:
- Tastbare Schwellung in der Flankengegend
- Makrohämaturie
- Schmerzen im Nierenbereich
- Kopfschmerzen und Krampfanfälle bei symptomatischen Metastasen

Zystennieren/funktionslose Niere
- Harnstauung mit Hydronephrose (funktionslose Niere)
- Nieren-(funktions-)versagen
- Verdrängung anderer Organe durch Vergrößerung der Niere

Diagnostik

- Anamnese, Palpation, Abdomensonografie, Ganzkörper-CT oder -MRT

Interventionelle Alternativtherapien

- Laparoskopische Nephrektomie
- Nierenteilresektion, konventionell oder laparoskopisch:
  - In allen Fällen, bei denen eine Nephrektomie nicht zwingend erforderlich ist
  - Kleine und peripher liegende Tumoren
  - Vor allem bei beidseitigen Tumoren und schlechter Nierenfunktion
- Nephroureterektomie: Entfernung von Niere und Harnleiter
  - Nierenbeckenkarzinom

Operation

Vorbereitung
- Wärmematte unter dem Patientenkörper zur Vermeidung einer Hypothermie
- NE auf dem ipsilateralen Oberschenkel
- Hautdesinfektion je nach Zugangsweg:
  - **Lumbal:** Flanke von axillär bis Hüftgelenk
  - **Transperitoneal:** Abdomen von Mamillenunterrand bis zur Symphyse

Patientenpositionierung

- **Lumbaler Zugang:** kontralaterale überstreckte Seitenposition per Vakuumkissen mit dem ipsilateralen Arm über den Kopf gehängt
- **Transperitonealer Zugang:** überstreckte Rückenposition mit dem kontralateralen Arm adduziert und dem ipsilateralen Arm abduziert

Spezielle Instrumente und Materialien

- Dauerkatheter
- Rippenspreizer oder Mercedes-Sperrer
- Monopolarer Handgriff mit Messeraufsatz und Holzrinne
- Vesselloops, Gefäßligaturen oder -clips
- Gefäßsieb + monofile, nicht resorbierbare Nähte (Tumorniere)
- Silikondrainage mit Beutel (ohne Sog), z. B. Robinson
- Passendes Histologiegefäß mit Formalin für die Niere, sowie ggf. Lymphknoten

Schnittführung

- **Lumbaler Zugang:** subkostale Hautinzision kaudal der untersten Rippe
  - **Alternativ:** suprakostale Hautinzision im 10. oder 11. ICR
- Transperitonealer Zugang: Hautinzision etwa zwei Querfinger unterhalb des Rippenbogens, von der Mamillarlinie nach medial und 5 cm weiter nach kontralateral

Wundverschluss

- Zählkontrolle
- Schichtweiser Wundverschluss, je nach Zugang
- Pflasterverband des Hautschnitts

Nachbereitung

- Zählkontrolle aller Verbandstoffe, Instrumente und Nadeln im Vieraugenprinzip

Besondere Informationen/ Komplikationen/ Hinweise zur Anästhesie

- Bei Tumorthromben, die sich bis in die untere Hohlvene und sogar bis in den rechten Vorhof des Herzens ausdehnen können, ist bei lokal besonders fortgeschrittenen Tumoren oft ein interdisziplinäres Vorgehen mit der Herzchirurgie unter Verwendung der Herz-Lungen-Maschine notwendig
- Perioperative Komplikationen:
  - Nahtinsuffizienzen und Nachblutungen
  - Verletzung von Darmschlingen (transperitoneal)
  - Verletzung interkostaler Nerven (lumbal)
  - Postoperativ starke Schmerzen (lumbal)
  - Pleuraeröffnung (lumbal)
- Bei der **Nephroureterektomie** erfolgt nach der Nephrektomie eine intraoperative Umpositionierung von Seiten- zur Rückenposition für den Part der Ureterektomie

Nierenbeckenplastik nach Anderson-Hynes

Chirurgische Wiederherstellung des Harnabflusses aus der Niere in die Vesica urinaria (Harnblase) durch Resektion des nierenbeckennahen Ureters sowie Teile des Nierenbeckens

Indikation

- Nierenbeckennahe- oder Ureterabgangsstrikturen

Symptome

- Abflussstörungen mit Rückstauung in die Niere (drohende Hydronephrose)
- Nierenfunktionsstörungen

Diagnostik

- Anamnese
- Palpation
- Abdomensonografie

Interventionelle Alternativtherapien

- Harnleiterschienung (mit Doppel-J-Katheter)
- Nephrostomiekatheter
- Ureterneuimplantation (bei Strikturen des unteren Ureterdrittels)
- Laparoskopische Nierenbeckenplastik
- ➢ Nephrektomie (bei fortgeschrittener Hydronephrose)

Operation

Vorbereitung
- Wärmematte unter und auf dem Patientenkörper zur Vermeidung einer Hypothermie
- NE auf dem ipsilateralen Oberschenkel
- Hautdesinfektion der Flanke von axillär bis Hüftgelenk

Patientenpositionierung
- Kontralaterale überstreckte Seitenposition, 30–45° nach vorne gekippt, mit dem ipsilateralen Arm über den Kopf gehängt

Spezielle Instrumente und Materialien
- Dauerkatheter + Urinbeutel und Instillagel
- Rippenspreizer oder Mercedes-Sperrer
- Monopolarer Handgriff mit Messeraufsatz und Holzrinne
- Vesselloops, Gefäß- oder weiche Darmklemmen
- Monofile, resorbierbare Anastomosennähte (4/0 bis 5/0)
- 2 × Doppel-J-Katheterschienen
- Silikondrainage mit Beutel (ohne Sog), z. B. Robinson
- Passendes Histologiegefäß mit Formalin für das Resektat

Schnittführung
- Hautinzision von der Mitte der Oberkante der Crista iliaca (Beckenkamm) zum Winkel zwischen Lendenwirbelsäule und unterster Rippe

Wundverschluss
- Zählkontrolle
- Schichtweiser Wundverschluss
- Pflasterverband des Hautschnitts

Nachbereitung
- Zählkontrolle aller Verbandstoffe, Instrumente und Nadeln im Vieraugenprinzip

Besondere Informationen/ Komplikationen/ Hinweise zur Anästhesie

- Nähte, die mit Urin in Kontakt kommen, sind immer resorbierbar zu wählen, um einer Steinbildung vorzubeugen
- Perioperative Komplikationen:
  - Nahtinsuffizienzen und Nachblutungen
  - Verletzung von Darmschlingen (transperitoneal)
  - Verletzung interkostaler Nerven (lumbal)
  - Postoperativ starke Schmerzen (lumbal)
  - Pleuraeröffnung (lumbal)

Orchidolyse und -pexie

Chirurgische Mobilisation eines oder beider Hoden und Fixation dieser am Skrotum

Indikation

- Maldescensus testis (Hodenhochstand, meist bei Kindern)
- Hodentorsion

Symptome

Maldescensus testis

- Formen:
  - **Retentio testis abdominalis (Bauchhoden):** liegt intraabdominell und ist nicht zu tasten
  - **Retentio testis inguinalis (Leistenhoden):** liegt im Bereich der Leiste und nicht in das Skrotum verlagert werden
  - **Retentio testis präscrotalis (Gleithoden):** liegt oberhalb des Skrotums vor dem äußeren Leistenring. Skrotale Luxation ist möglich, Hoden gleitet jedoch zurück
  - **Retractile testis (Pendelhoden):** liegt entweder im Skrotum oder davor. *Eine OP ist nicht notwendig*
  - Hodenektopie: Der Hoden liegt außerhalb des physiologischen Descensuswegs

Hodentorsion

- Plötzliche Schmerzen im Skrotum bis zum Abdomen oft mit Übelkeit und Erbrechen
- Hochstehender Hoden
- Rötung und Schwellung des Skrotums

Diagnostik

- Anamnese
- Inspektion und Palpation der Leiste und des Skrotums
- Sonografie von Leiste und Skrotum

Interventionelle Alternativtherapien

- Laparoskopisches Vorgehen (bei Bauchhoden)
- ➢ Orchiektomie (bei Hodentorsion)

Operation

Vorbereitung

- Wärmematte unter dem Patientenkörper zur Vermeidung einer Hypothermie
- Ggf. NE auf dem ipsilateralen Oberschenkel
- Hautdesinfektion der ipsilateralen Leiste von inguinal bis Symphyse sowie Schleimhautdesinfektion des Genitalbereichs
  - Bei Laparoskopie: Hautdesinfektion des Abdomens von Mamillenunterrand bis Symphyse

Patientenpositionierung

- Rückenposition oder flache Steinschnittposition mit einem Arm abduziert und einem adduziert

Spezielle Instrumente und Materialien

- Polyfile, resorbierbare Nähte
- Vesselloops, ggf. Hämostyptika
- Bipolare Pinzette

Schnittführung

- Inguinalschnitt mit Eröffnung des Leistenkanals und Inzision der Externusaponeurose
- Bei Hodentorsion: skrotaler Zugang und Detorquierung des Hodens

Wundverschluss

- Zählkontrolle
- Schichtweiser Wundverschluss
- Pflasterverband des Hautschnitts

Nachbereitung

- Zählkontrolle aller Verbandstoffe, Instrumente und Nadeln im Vieraugenprinzip

Besondere Informationen/ Komplikationen/ Hinweise zur Anästhesie

- Perioperative Komplikationen:
  - Atrophie des Hodens
  - Durchtrennung des Ductus deferens
  - Rezidiv des Hodenhochstands bzw. der Torsion
- Zur Vermeidung einer Schädigung der Keimzellbildung sollte die Behandlung eines Hodenhochstandes bis zum Ende des ersten Lebensjahrs abgeschlossen sein
- Das Entartungsrisiko bei Maldescensus testis ist 8-mal so hoch
- Jede Hodentorsion ist ein urologischer Notfall
- Besteht eine Hodentorsion länger als vier Stunden, droht eine Nekrose

Orchiektomie, radikale

Chirurgische Entfernung eines oder beider Hoden samt Samenstrang aus dem Skrotum

Indikation

- Hodenkarzinome (Keimzelltumor)
- Nekrotische Hodentorsion

Symptome

Hodenkarzinome
- Nicht schmerzhafte Größenzunahme des Hodens

Hodentorsion
- Plötzliche Schmerzen im Skrotum bis zum Abdomen oft mit Übelkeit und Erbrechen
- Hochstehender Hoden
- Rötung und Schwellung des Skrotums

Diagnostik

- Anamnese
- Inspektion und Palpation des Skrotums
- Sonografie des Skrotums

Interventionelle Alternativtherapien

- Keine

Operation

Vorbereitung
- Wärmematte unter dem Patientenkörper zur Vermeidung einer Hypothermie
- Ggf. NE auf dem ipsilateralen Oberschenkel
- Hautdesinfektion der ipsilateralen Leiste von inguinal bis Symphyse sowie Schleimhautdesinfektion des Genitalbereichs

Patientenpositionierung
- Rückenposition oder flache Steinschnittposition mit einem Arm abduziert und einem adduziert

Spezielle Instrumente und Materialien
- Vesselloops, Ligaturen ggf. Hämostyptika
- Bipolare Pinzette
- Weiche Darmklemmen
- Overholtklemmen
- Ggf. PVC-Drainage und Flasche (mit Sog), z. B. Redon
- Ggf. eine passende Hodenprothese
- Passende Histologiegefäße mit Formalin für die Präparate und ggf. Lymphknoten

Schnittführung
- Inguinalschnitt mit Eröffnung des Leistenkanals und Inzision der Externusaponeurose

Wundverschluss
- Zählkontrolle
- Schichtweiser Wundverschluss
- Pflasterverband des Hautschnitts

Nachbereitung
- Zählkontrolle aller Verbandstoffe, Instrumente und Nadeln im Vieraugenprinzip

Besondere Informationen/ Komplikationen/ Hinweise zur Anästhesie

- Nicht mehr üblich ist die beidseitige Entfernung der Hoden als Therapieansatz bei Prostatakarzinom durch Testosteronentzug
- Perioperative Komplikationen:
  - Durchtrennung des Ductus deferens
  - Nachblutungen
- Jede Hodentorsion ist ein urologischer Notfall
- Besteht eine Hodentorsion länger als vier Stunden, droht eine Nekrose

Prostat(ovesikul)ektomie, radikale

Chirurgische Entfernung der Prostata mit prostatischer Harnröhre unter Mitnahme der Bläschendrüsen und angrenzender Lymphknoten, unter Erhalt bzw. Wiederherstellung der Harnröhrenpassage

Indikation

- Prostatakarzinom

Symptome

- Keine typischen Symptome
- Ggf. Miktionsstörungen

Diagnostik

- Anamnese
- Prostata-spezifisches Antigen [PSA]-Test
- Digital-rektale Untersuchung
- Prostata-Stanz-Biopsie

Interventionelle Alternativtherapien

- Laparoskopisches oder roboterassistiertes Vorgehen
- Aktive Überwachung (Active Surveillance)

Operation

Vorbereitung

- Wärmematte unter dem Patientenkörper zur Vermeidung einer Hypothermie
- NE auf dem Oberschenkel oder unter der Flanke
- Hautdesinfektion des Abdomens von Mamillenunterrand bis Symphyse, den inneren, proximalen Oberschenkeln sowie Schleimhautdesinfektion des Genitalbereichs

Patientenpositionierung

- Flache Steinschnittposition mit beiden Armen bis zu 90 % abduziert und überstreckt in der Lendenwirbelsäule

Spezielle Instrumente und Materialien

- Dauerkatheter + Urinbeutel und Instillagel
- Gamma-Sonde mit sterilem Überzug
- Kaltlichtquelle mit Stirnlampe
- Bauchdeckensperrer, z. B. Mercedes-Sperrer
- Abdominale Instrumente in Länge passend zu Ernährungszustand und Körpermaßen
- Clipzange mit Magazinen
- Vesselloops, ggf. Hämostyptika
- Monofile, resorbierbare Nähte für Blasenhals, -schleimhaut und Anastomose
- Darmrohr zur Schienung des Rektums plus Sekretbeutel
- Silikondrainage mit Ablaufbeutel (ohne Sog), z. B. Robinson
- Histologiegefäß ohne Formalin für Harnröhrenabsetzungsränder (Schnellschnitt)
- Passendes Histologiegefäß mit Formalin für Prostata und Bläschendrüsen sowie Lymphknoten

Schnittführung

- Unterbauch Medianschnitt mit Linksumschneidung des Nabels

Wundverschluss

- Zählkontrolle
- Schichtweiser Wundverschluss
- Pflasterverband des Hautschnitts

Nachbereitung

- Zählkontrolle aller Verbandstoffe, Instrumente und Nadeln im Vieraugenprinzip

Besondere Informationen/ Komplikationen/ Hinweise zur Anästhesie

- Häufig wird hier die Vollnarkose mit einer Periduralanästhesie kombiniert
- Perioperative Komplikationen:
  - Anastomoseninsuffizienz
  - Verletzung abdominaler Organe und/oder Gefäße
  - Erektile Dysfunktion
  - Inkontinenz
  - Urethrastriktur
- Je nach Tumorausdehnung können die Nn. splanchnici pelvici erhalten bleiben und damit auch die Erektionsfähigkeit
- Aus der OP resultiert eine Zeugungsunfähigkeit

Transurethrale Resektionsverfahren [TUR]

Endoskopisches Abtragen von Gewebe aus der Prostata und/oder der Blase durch die Urethra (Harnröhre) aus diagnostischen und/oder therapeutischen Gründen

Indikation

- Benignes Prostatasyndrom [BPS]
- Oberflächliche, nicht muskelinvasive Urothelkarzinome der Blase

Symptome

BPS

- **Subvesikale Obstruktion:** Startverzögerung, Strahlabschwächung, Harnverhalt
- **Irritative Beschwerden:** Restharngefühl, nächtliches Wasserlassen, erhöhte Miktionsfrequenz, verkürzte Vorwarnzeit, Dranginkontinenz

Urothelkarzinome der Blase

- Schmerzlose Makrohämaturie
- Evtl. Dysurie, Pollakisurie, rezidivierende Infektionen

Diagnostik

- Anamnese, klinische Untersuchung
- Prostata-spezifisches Antigen [PSA]-Test
- Digital-rektale Untersuchung
- Sonografie des Harntrakts
- Druck-Fluss-Messung

Interventionelle Alternativtherapien

- Radikale ➢ Zystektomie (bei muskelinvasiven Urothelkarzinomen der Blase)
- Prostataadenomektomie

Operation

OP-Varianten

- TUR-B: Abtragen von Tumorgewebe aus der Blase mithilfe einer Elektro-Schlinge
- TUR-P: Ausschälen von Prostatagewebe aus der Kapsel mithilfe einer Elektro-Schlinge
- Laserresektion/-vaporisation: ähnlich der TUR-P, mithilfe eines Lasersystems werden entweder Prostataspäne reseziert (Thulium) oder Gewebe verdampft (Greenlight)
- Wasserstrahlablation der Prostata: ähnlich der TUR-P, es erfolgt jedoch eine roboterassistierte Hochdruck-Hydrodissektion unter sonografischer Echtzeitkontrolle

Vorbereitung

- Wärmematte unter dem Patientenkörper zur Vermeidung einer Hypothermie
- NE auf dem Oberschenkel oder unter der Flanke
- Hautdesinfektion des Bauchs von umbilikal bis Symphyse, den inneren, proximalen Oberschenkeln sowie Schleimhautdesinfektion des Genitalbereichs inklusive Anus

Patientenpositionierung

- Hohe Steinschnittposition mit beiden Armen bis zu 90 % abduziert

Spezielle Instrumente und Materialien

- Einmalkatheter und Spüldauerkatheter + 4 l-Urinbeutel sowie mind. 2 × Instillagel
- Videoturm mit Kamera, Kaltlichtquelle und ggf. Morcellator
- Steriler Kamerabezug
- Ggf. Lasergerät (Holmium- oder Thulium- oder Greenlightlaser)
- Schutzbrillen für alle im Saal bei Laserverwendung
- Zu- und Ableitungssystem (Zwillingsüberleitungssystem)
- Optiken (0°, 12° Resektionsoptik und 70° Übersichtsoptik)
- Ein- oder doppelläufiges Dauerspülresektoskop mit
  - stromführenden Resektionsschlingen (monopolar oder bipolar)
  - Kugelelektroden (monopolar)
- Auffangsieb für Resektate (separat oder in der Abdeckung integriert)
- Großes Auffangbehältnis auf Rollen und Saugersystem + Sauggerät
- 200 ml Glaskolbenspritze zum Ausspülen der Resektate, mit Konnektor für den inneren Schaft des Resektoskops (bei Elektroresektion)
- Spüllösung vorgewärmt (elektrolytfrei für monopolar, NaCl für bipolar und Laser)
- Passendes Histologiegefäß mit Formalin für Prostataspäne bzw. mehrere Gefäße für Blasenresektate

Schnittführung

- Einbringen des Dauerspülresektoskops in die Blase bzw. Prostata und Auffüllen der Blase per Spüllösung

Wundverschluss

- Zählkontrolle
- Dauerkatheterisierung per Spülkatheter und Anschluss von Spüllösung

Nachbereitung

- Zählkontrolle aller Verbandstoffe, Instrumente und Nadeln im Vieraugenprinzip

Besondere Informationen/ Komplikationen/ Hinweise zur Anästhesie

- Diese Eingriffe können in Vollnarkose oder Spinalanästhesie erfolgen
- Das Anheben der Beine für die hohe Steinschnittposition führt zu einer Volumenverschiebung in den zentralen Kreislauf. Das Aufheben am Ende der OP führt zu einem erheblichen Blutdruckabfall, wenn zu plötzlich ausgeführt
- Die springende Kraft muss die Spüllösung ständig im Blick behalten und diese rechtzeitig wechseln, sodass das Spülsystem und die Blase stets luftleer sind
- Ebenso muss das Auffangbehältnis ggf. ausgesaugt werden, bevor es überläuft
- Perioperative Komplikationen:
  - Blasenperforation
  - Perforation der Harnröhre
  - Verschluss der Harnröhre durch Koagel
  - Luxation des Spülkatheters
  - TUR-Syndrom (nur bei monopolarer Resektion)

- Bei monopolarer Resektion besteht die Gefahr des TUR-Syndroms aufgrund der elektrolytfreien Lösung:
  - Da der hydrostatische Druck der Spüllösung über dem Venendruck liegt, kann hypoosmolare, elektrolytfreie Flüssigkeit in das Gefäßsystem einströmen
  - Die Folge ist eine ausgeprägte Störung der Homöstase: Hypervolämie – Hypertonie – Bradykardie – Lungenödem – Hyponatriämie – Hypoosmolarität – Verwirrtheitszustände – Krampfanfälle – Hirnödem – Tod
  - Daher empfiehlt sich hier zwingend eine OP-Dauer von unter 1,5 Stunden, was die Größe der so zu resezierenden Prostata begrenzt
- Laserverwendung erfordert besondere Schutzmaßnahmen wie Warnschilder und -lampen an der Saaltür sowie passende Schutzbrillen für Personal und Patient im Saal

Urethrotomie

Chirurgische, meist endoskopische Erweiterung einer verengten Harnröhre des Mannes zur Wiederherstellung einer ordnungsgemäßen Miktion

Indikation

- Harnröhrenstrikturen

Symptome

- Miktionsschwierigkeiten
- Schmerzen beim Wasserlassen
- Schwierigkeiten beim Katheterisieren

Diagnostik

- Anamnese, klinische Untersuchung

Interventionelle Alternativtherapien

- Urethrotomie mit Harnröhrenplastik aus Mundschleimhaut
- Resektion der Engstelle und End-zu-End-Anastomose
- Perineale Urethrostomie (Ultima Ratio)

Operation

OP-Varianten
- Transurethrale Urethrotomie
  a) nach Sachse (unter Sicht)
  b) nach Otis (blind)
- Laserurethrotomie

Vorbereitung
- Wärmematte unter dem Patientenkörper zur Vermeidung einer Hypothermie
- Hautdesinfektion proximaler Oberschenkel, Schleimhautdesinfektion Genitalbereich

Patientenpositionierung
- Hohe Steinschnittposition mit beiden Armen bis zu 90 % abduziert

Spezielle Instrumente und Materialien
- Urethrotom nach Sachse oder Otis sowie mind. 2 × Instillagel
- Ggf. Videoturm mit Kamera und Kaltlichtquelle + sterilen Kamerabezug
- 0° oder 12° Optik

Schnittführung
- Einbringen des Urethrotoms und Ausführen einer Längsinzision der Striktur

Wundverschluss
- keiner

Nachbereitung
- Zählkontrolle aller Verbandstoffe, Instrumente und Nadeln im Vieraugenprinzip

Besondere Informationen/ Komplikationen/ Hinweise zur Anästhesie

- Vollnarkose oder Spinalanästhesie möglich
- Die großzügige Verwendung von Gleitgel bei Katheterisierungen und transurethralen Eingriffen ist die beste und einfachste Prävention gegen Harnröhrenstrikturen
- Perioperative Komplikationen: nicht beherrschbare Blutungen, Rezidivstrikturen

Zystektomie, radikale

Chirurgische Entfernung der Vesica urinaria (Harnblase) unter Einbezug angrenzender Lymphknoten und der Prostata (♂) per ➢ Prostatektomie *bzw. des Uterus per* ➢ Hysterektomie *mit der vaginalen Vorderwand (♀)*

Indikation

- Muskelinvasive Blasenkarzinome
- Rezidivierende tumorbedingte Makrohämaturien

Symptome

- Schmerzlose Makrohämaturie
- Evtl. Dysurie, Pollakisurie, rezidivierende Infektionen

Diagnostik

- Anamnese, klinische Untersuchung
- ➢ Transurethrale Blasenresektion [TUR] zur histologischen Befundsicherung
- Photodynamische Diagnostik [PDD]
- CT Thorax und Abdomen zum Ausschluss von Fernmetastasen
- Knochenszintigrafie zum Ausschluss von ossaren Metastasen

Interventionelle Alternativtherapien

- Laparoskopisches oder roboterassistiertes Vorgehen

Operation

OP-Varianten der Zystektomie mit…
- **Neoblase:** orthotope (kontinente) Harnableitung über eine aus 60 cm Ileumsegment geschaffene „neue" Blase
- **Ileumpouch, -conduit oder Ureterhautfistel:** heterotope (inkontinente) Harnableitung („nasse" Ableitung: der Harn wird in einem Ablaufbeutel aufgefangen)
- **Nabelpouch:** orthotope (kontinente) Harnableitung über ein Reservoir am ileozökalen Übergang mit katheterisierbarem, wasserdichtem „Nippel", angeschlossen an den Bauchnabel

Vorbereitung
- Markierung der geplanten Harnableitungsstelle sowie präoperative Darmreinigung und perioperative Antibiotikabehandlung
- Wärmematte unter dem Patientenkörper zur Vermeidung einer Hypothermie
- NE auf dem Oberschenkel oder unter der Flanke
- Hautdesinfektion des Abdomens von Mamillenunterrand bis Symphyse, den inneren, proximalen Oberschenkeln sowie Schleimhautdesinfektion des Genitalbereichs

Patientenpositionierung
- Flache Steinschnittposition mit beiden Armen bis zu 90 % abduziert und überstreckt in der Lendenwirbelsäule

Spezielle Instrumente und Materialien
- Dauerkatheter + Urinbeutel, Instillagel, 2 × Ureterschienen (Mono-J)
- Kaltlichtquelle mit Stirnlampe
- Bauchdeckensperrer, z. B. Mercedes-Sperrer
- Abdominale Instrumente in Länge passend zu Ernährungszustand und Körpermaßen
- Harte und weiche Darmklemmen
- Organfasszangen (nach Allis, Duval, Museaux)
- Nähte für Darmanastomosen, Vesselloops, ggf. Hämostyptika
- Darmrohr zur Schienung des Rektums plus Sekretbeutel
- Ablaufbeutel für inkontinente Harnableitung
- Silikondrainage mit Ablaufbeutel (ohne Sog), z. B. Robinson
- Histologiegefäß ohne Formalin für Harnröhrenabsetzungsränder (Schnellschnitt)
- Passende Histologiegefäße mit Formalin für die entnommenen Organe, sowie der Lymphknoten

Schnittführung
- Unterbauch Medianschnitt mit Linksumschneidung des Nabels

Wundverschluss
- Zählkontrolle
- Schichtweiser Wundverschluss
- Pflasterverband des Hautschnitts

Nachbereitung
- Zählkontrolle aller Verbandstoffe, Instrumente und Nadeln im Vieraugenprinzip

Besondere Informationen/ Komplikationen/ Hinweise zur Anästhesie

- Es handelt sich um eine lang dauernde Operation mit u. U. großem Blutverlust
- Eine Eröffnung der Harnblase ist während der gesamten Operation zu vermeiden, um eine Tumorzellaussaat zu verhindern
- Perioperative Komplikationen:
  - Anastomoseninsuffizienz, sowohl der Harnleiter, -röhre als auch des Darms
  - Verletzung abdominaler Organe und/oder Gefäße
- Es empfiehlt sich eine zeitgleiche, präventive
  ➤ Appendektomie aus zwei Gründen:
  - Der Eingriff führt i. d. R. zu postoperativen Verwachsungen im Bauchraum, die eine spätere Bedarfsappendektomie stark erschweren können
  - Durch die wiederholte intraoperative Irritation des Appendix steigt das Risiko einer postoperativen Appendizitis

Literatur

Arbeitsgemeinschaft der Wissenschaftlichen Medizinischen Fachgesellschaften e.V. [AWMF] (2015). *S3-Leitlinie Prophylaxe der venösen Thromboembolie (VTE) (2. komplett überarbeitete Auflage).* AWMF-Institut für Medizinisches Wissensmanagement.

Arbeitsgemeinschaft der Wissenschaftlichen Medizinischen Fachgesellschaften e.V. [AWMF] (2016). *S2k-Hodenhochstand – Maldescensus testis.* AWMF-Institut für Medizinisches Wissensmanagement.

Arbeitsgemeinschaft der Wissenschaftlichen Medizinischen Fachgesellschaften e.V. [AWMF] (2018). *S3-Leitlinie: Chirurgie der Adipositas und metabolischer Erkrankungen.* AWMF-Institut für Medizinisches Wissensmanagement.

Arbeitsgemeinschaft der Wissenschaftlichen Medizinischen Fachgesellschaften e.V. [AWMF] (2019). *S3-Leitlinie Kolorektales Karzinom.* AWMF-Institut für Medizinisches Wissensmanagement.

Arbeitsgemeinschaft der Wissenschaftlichen Medizinischen Fachgesellschaften e.V. [AWMF] (2019). *S3-Leitlinie Diagnostik, Therapie und Nachsorge des Larynxkarzinoms.* AWMF-Institut für Medizinisches Wissensmanagement.

Arbeitsgemeinschaft der Wissenschaftlichen Medizinischen Fachgesellschaften e.V. [AWMF] (2020). *S3-Leitlinie Prävention des Zervixkarzinoms (Version 1.1).* AWMF-Institut für Medizinisches Wissensmanagement.

Arbeitsgemeinschaft der Wissenschaftlichen Medizinischen Fachgesellschaften e.V. [AWMF] (2020). *S3-Leitlinie zur Diagnostik, Therapie und Nachsorge der extracraniellen Carotisstenose. Langfassung (2. Auflage).* AWMF-Institut für Medizinisches Wissensmanagement.

Arbeitsgemeinschaft der Wissenschaftlichen Medizinischen Fachgesellschaften e.V. [AWMF] (2022). *S3-Leitlinie Diagnostik, Therapie und Nachsorge der Patientin mit Zervixkarzinom.* AWMF-Institut für Medizinisches Wissensmanagement.

Arbeitsgemeinschaft der Wissenschaftlichen Medizinischen Fachgesellschaften e.V. [AWMF] (2023). *S2e-Leitlinie Diagnostik und Therapie des Benignen Prostatasyndroms (BPS).* AWMF-Institut für Medizinisches Wissensmanagement.

Arbeitsgemeinschaft der Wissenschaftlichen Medizinischen Fachgesellschaften e.V. [AWMF] (2023). *S3-Leitlinie Diagnostik und Therapie der Plattenepithelkarzinome und Adenokarzinome des Ösophagus.* AWMF-Institut für Medizinisches Wissensmanagement.

Arbeitsgemeinschaft der Wissenschaftlichen Medizinischen Fachgesellschaften e.V. [AWMF] (2024). *S3-Leitlinie Diagnostik, Therapie, Prävention und Nachsorge des Oro- und Hypopharynxkarzinoms.* AWMF-Institut für Medizinisches Wissensmanagement.

Arbeitsgemeinschaft der Wissenschaftlichen Medizinischen Fachgesellschaften e.V. [AWMF] (2024). *Nationale Versorgungsleitlinie. COPD.* AWMF-Institut für Medizinisches Wissensmanagement.

Arbeitsgemeinschaft der Wissenschaftlichen Medizinischen Fachgesellschaften e.V. [AWMF] (2024). *Nationale Versorgungsleitlinie. Chronische KHK.* AWMF-Institut für Medizinisches Wissensmanagement.

Arbeitsgemeinschaft der Wissenschaftlichen Medizinischen Fachgesellschaften e.V. [AWMF] (2024). *Nationale Versorgungsleitlinie. Koronare Herzkrankheit – Verengte Herzkranzgefäße: Stent oder Bypass?* AWMF-Institut für Medizinisches Wissensmanagement.

Arbeitsgemeinschaft der Wissenschaftlichen Medizinischen Fachgesellschaften e.V. [AWMF] (2024). *S3-Leitlinie Diagnostik und Therapie von Speicheldrüsentumoren des Kopfes.* AWMF-Institut für Medizinisches Wissensmanagement.

Arbeitsgemeinschaft der Wissenschaftlichen Medizinischen Fachgesellschaften e.V. [AWMF] (2024). *S3-Leitlinie Exokrines Pankreaskarzinom.* AWMF-Institut für Medizinisches Wissensmanagement.

Arbeitsgemeinschaft der Wissenschaftlichen Medizinischen Fachgesellschaften e.V. [AWMF] (2024). *S3-Leitlinie Diagnostik und Therapie des Hepatozellulären Karzinoms und biliärer Karzinome.* AWMF-Institut für Medizinisches Wissensmanagement.

Arbeitsgemeinschaft der Wissenschaftlichen Medizinischen Fachgesellschaften e.V. [AWMF] (2024). *S3-Leitlinie Prostatakarzinom.* AWMF-Institut für Medizinisches Wissensmanagement.

Bassewitz, C.v., Leutner, A.;1; (2020). *Traumatische Milzruptur im Kindesalter (Version 3.1).* AWMF-Institut für Medizinisches Wissensmanagement.

Bräuer, A., Zink, W., Timmermann, A., Perl, T. & Quintel, M. (2011). Strategien zur Vermeidung von perioperativer Hypothermie bei Off-Pump-Bypass-Chirurgie. In Anästhesie Intensivmedizin (Ausgabe 52, S. 251–262). Aktiv Druck & Verlag GmbH: o.O. (letzter Zugriff 23.05.2025).

Colton, C., Orson, J. (2018). *Schrauben-Form und Funktion.* AO Foundation/AO Trauma. Unter: https://media.aofoundation.org/trauma/-/media/project/aocd/aotrauma/documents/competency-based-education/handout_plates_german_final.pdf?rev=752f40da94ca443f8bb00bb47c716e1a (letzter Zugriff 23.05.2025).

Colton, C., Orson, J. (o.J.). *Platten-Form und Funktion.* AO Foundation/AO Trauma. Unter: https://media.aofoundation.org/trauma/-/media/project/aocd/aotrauma/documents/competency-based-education/handout_plates_german_final.pdf?rev=752f40da94ca443f8bb00bb47c716e1a (letzter Zugriff 23.05.2025).

Deppe, H., Wolff, K.-D. & Pistner, H. (2017). *S2k-Leitlinie (Langversion) Zahnsanierung vor Herzklappenersatz.* AWMF-Institut für Medizinisches Wissensmanagement.

Deutsche Gesellschaft für Angiologie - Gesellschaft für Gefäßmedizin (2024). *S3-Leitlinie zur Diagnostik, Therapie und Nachsorge der peripheren arteriellen Verschlusskrankheit.* AWMF-Institut für Medizinisches Wissensmanagement.

Deutsche Gesellschaft für Gynäkologie und Geburtshilfe [DGGG], Österreichische Gesellschaft für Gynäkologie und Geburtshilfe [OEGGG] & Schweizerische Gesellschaft für Gynäkologie und Geburtshilfe [SGGG] (2023). *Nicht-hormonelle Empfängnisverhütung.* AWMF-Institut für Medizinisches Wissensmanagement.

Deutsche Gesellschaft für Hals-Nasen-Ohren-Heilkunde, Kopf- und Hals-Chirurgie e.V. (DGHNO-KHC) (2022). *Adenoide Vegetationen.* AWMF-Institut für Medizinisches Wissensmanagement.

Deutsche Gesellschaft für Kardiologie – Herz- und Kreislaufforschung e.V. (2021). ESC/EACTS Pocket Guidelines. Herzklappenerkrankungen. Börm Bruckmeier Verlag GmbH: o.O.

Deutsche Gesellschaft für Thoraxchirurgie [DGT] (2018). *S3 Leitlinie: Diagnostik und Therapie von Spontanpneumothorax und postinterventionellem Pneumothorax.* AWMF-Institut für Medizinisches Wissensmanagement.

Deutsche Gesellschaft für Thorax-, Herz- und Gefäßchirurgie [DGTHG] (2022). *Behandlungen von akuten und chronischen Erkrankungen der thorakalen Aorta; Fokus Aortenbogen.* AWMF-Institut für Medizinisches Wissensmanagement.

Grasshoff, S. (2023). *Leitlinien der Deutschen Gesellschaft für Kinderchirurgie Anorektale Fehlbildungen (Version 4.0).* AWMF-Institut für Medizinisches Wissensmanagement.

Greitemann, B., Schmidt, R. (2021). *Leitlinie zur konservativen, operativen und rehabilitativen Versorgung bei Bandscheibenvorfällen mit radikulärer Symptomatik.* AWMF-Institut für Medizinisches Wissensmanagement.

Goldstein, F., Deschka, H., Kozmik, T., Martens, S., Scherer, M., Rukosujew, A. & Hoffmeier, A. (2022) *Die superiore Ministernotomie - für welche Operationen?* In Zeitschrift für Herz-, Thorax- und Gefäßchirurgie (Ausgabe 36, S. 206–213). Springer Medizin Verlag GmbH: Berlin, Heidelberg.

Hausamen, J.-E., Machtens, E., Reuther, J.F., Eufinger, H., Kübler, A. & Schliephake, H. (Hrsg.) (2014). *Traumatologie des Mund-, Kiefer-, Gesichtsbereichs.* Springer Medizin Verlag GmbH: Berlin, Heidelberg.

Herbort, M., Lobenhoffer, P. (2018). *Vordere Kreuzbandruptur.* AWMF-Institut für Medizinisches Wissensmanagement.

Hoffmann, R. (2017). *Checkliste. Handchirurgie (4. Auflage).* Georg Thieme Verlag KG: Stuttgart.

Joos, A.K., Arnold, R., Borschitz, T., Brandt, J., Jongen, J., Krammer, H., Mader, F., Oetting, P., Ommer, A., Schmidt-Lauber, M., Schubert, G., Moser, K.-H., Moser, K.H., Zieker-Fischer, D., Hetzer, F., Kroesen, A.J., Kronberger, I., Lenhard, B.H., Schwandner, O., Strittmatter, B. & Herold, A. (2019). *S3-Leitlinie – Hämorrhoidalleiden.* AWMF-Institut für Medizinisches Wissensmanagement.

Jux, C., Vogel, M., Scheewe, J. & Weil, J. (2019). *Vorhofseptumdefekt.* AWMF-Institut für Medizinisches Wissensmanagement.

Kuck, K.-H., Bleiziffer, S., Eggebrecht, H., Ensminger, S., Frerker, C., Möllmann, H., Nef, H., Thiele, H., Treede, H., Wimmer-Greinecker, G. & Walther, T. (2020). *Konsensuspapier der Deutschen Gesellschaft für Kardiologie (DGK) und der Deutschen Gesellschaft für Thorax-, Herz- und Gefäßchirurgie (DGTHG) zur kathetergestützten Aortenklappenimplantation (TAVI) 2020.* In Herz-Thorax-Gefäßchirurgie (Ausgabe 34, S. 194–213). Springer Medizin Verlag GmbH: Berlin, Heidelberg.

Luce-Wunderle (Hrsg.) (2023). *Klinikleitfaden OP-Pflege (8. Auflage).* Elsevier GmbH: München.

Madisch, A., Koop, H., Miehlke, S., Leers, J., Lorenz, P., Jansen, P. L., Pech, O., Schilling, D. & Labenz, J. (2023) *S2k-Leitlinie Gastroösophageale Refluxkrankheit und eosinophile Ösophagitis der Deutschen Gesellschaft für Gastroenterologie, Verdauungs- und Stoffwechselkrankheiten (DGVS)* . AWMF-Institut für Medizinisches Wissensmanagement.

Michel-Behnke, I., Murin, P. & Sarikouch, S. (2020). *Kongenitale Aortenklappenstenose.* AWMF-Institut für Medizinisches Wissensmanagement.

Müller, D. (Hrsg.) (2023). *Operationstechnische Assistenz.* Lehrbuch für die OTA-Ausbildung. Elsevier GmbH: München.

Pannier, F., Noppeney, T., Alm, J., Breu, F. X., Bruning, G., Flessenkämper, I., Gerlach, H., Hartmann, K., Kahle, B., Kluess, H., Mendoza, E., Mühlberger, D., Mumme, A., Nüllen, H., Rass, K., Reich-Schupke, S., Stenger, D., Stücker, M., Schmedt, C. G., Schwarz, T., Tesmann, J., Teßarek, J., Werth, S. & Valesky, E. (2019). *S2k-Leitlinie Diagnostik und Therapie der Varikose.* AWMF-Institut für Medizinisches Wissensmanagement.

Paul, T., Gebauer, R., Kriebel, T., Schneider, H. & Janoušek, J. (2018). *Leitlinie Pädiatrische Kardiologie: Tachykarde Herzrhythmusstörungen im Kindes-, Jugend- und jungen Erwachsenenalter (EMAH-Patienten).* AWMF-Institut für Medizinisches Wissensmanagement.

Rickers, C., Michel-Behnke, I., Murin, P. & Sarikouch, S. (2024). *Aortenklappeninsuffizienz und Aortenklappenersatz im Kindes- und Jugendalter.* AWMF-Institut für Medizinisches Wissensmanagement.

Robbins, K. T., Clayman, G., Levine, P. A., Medina, J., Sessions, R., Shaha, A., Som, P. & Wolf, G. T. (2002). *Neck Dissection Classification Update.* American Medical Association.

Rossaint, R., Werner, C. & Zwißler, B. (Hrsg.) (2019). *Die Anästhesiologie (4. Auflage).* Springer Medizin Verlag GmbH: Berlin, Heidelberg.

Scholz, M., Ehmig, J., Jebran, A. F., Unterberg-Buchwald, C., Kowallick, J. T. & Lotz, J. (2024). *Radiologische Bildgebung in der Herzchirurgie.* Indikationen und Grenzen der Schnittbilddiagnostik. In Herz-Thorax-Gefäßchirurgie (Ausgabe 38, S. 162–177). Springer Medizin Verlag GmbH: Berlin, Heidelberg.

Thiessing, J., Rettinger, G. & Werner, J. A. (2006). *HNO-Operationslehre.* Mit allen wichtigen Eingriffen (4. Vollständig überarbeitete und erweiterte Auflage). Georg Thieme Verlag KG: Stuttgart.

Wessel, L. M., Lange, B. (2020). *Leistenhernie, Hydrozele (Version 6.1).* AWMF-Institut für Medizinisches Wissensmanagement.

Register